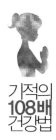

기적의
108배
건강법

몸과 마음을 다스리는 완벽한 절 수행법

기적의 108배 건강법

조현주 지음 108배는 마음을 비우고 몸을 다스리는 최고의 절운동법이다. 몸을 접었다 펴는 동작을 반복함으로써 전신의 관절을 유연하게 하고 기氣와 혈血을 순환시키는 전신운동이면서 유산소 운동이기 때문이다. 특히 108배는 복식호흡을 통해 마음을 안정시켜 현대인들의 스트레스 해소에 탁월한 효과가 있다.

사람과 책

프롤로그

어릴 적 할머니 손에 이끌려 법당에 들어가 절을 했던 것이 몸에 익어 여행 중 사찰에 들어가면 형식적으로 삼배三拜를 하곤 했습니다.

성인이 되어서, 다른 사람들이 절하는 것을 구경만 하는 것이 아니라 처음으로 내 발로 사찰을 찾아가서 직접 절을 하게 된 것은 한의대를 졸업하고, 막 새내기 한의사가 되어 수련의 생활을 할 때였습니다. 그때는 책에 있는 대로, 학교에서 배운 대로 하면 환자를 다 고칠 수 있을 것만 같았습니다. 아직 경험은 많지 않지만 그래도 6년간 나름대로 열심히 공부했고, 학교 공부 외에도 다양한 경험을 쌓기 위해 명의名醫를 찾아다니며 강의도 듣고 의료봉사 활동도 따라다니면서 머릿속에 많은 것을 쌓았다고 생각했었습니다. 그리고 그것이 환자를 돌볼 때도 정확히 적용될 것이라고 감히 생각했었습니다.

그러나 의사가 환자에게 해줄 수 있는 것은 지극히 일부분이라는 것을 깨닫는 데는 그리 오랜 시간이 걸리지 않았습니다. 당시 돌보고 있던 아기 환자가 안타깝게도 세상을 떠났을 때는 너무나 마음이 아팠습니다. 머리로는 어쩔 수 없는 상황이었다는 것을 알면서도 가슴으로는 제 자신이 한없이 무력하게만 느껴졌습니다. 나뭇잎도 다 떨어져 황량했던 초겨울, 법당에서 아기를 생각하며 108배를 올렸습니다.

절을 하면서 마음속에 있던 교만함이 조금은 고개를 숙이는 듯했고, 복잡했던 머리와 가슴이 초겨울의 날씨 탓이었는지 시원해지는 것을 경험하게 되었습니다. 그 후부터는 고민거리가 가슴을 누를 때면 절에 가고 싶다는 생각이 들곤 했습니다.

한번은 서산에 있는 개심사를 찾아간 적이 있습니다. 그날도 가슴이 터질 것 같고 머리에서 열이 나는 것 같아, 바람이나 쐬자는 생각에 혼자서 산사山寺를 찾아갔습니다. 법당에 들어가면서 '개심사開心寺… 마음을 여는 절이라는데 내 마음도 좀 열리려나? 기왕 온 김에 108배나 하고 가자' 하고 절을 시작했습니다. 그런데 절을 하면서 정말 뜻하지 않게 내 몸과 마음이 스스로 변하고 있는 것을 느끼게 되었습니다. 이상하게도 절을 멈출 수가 없었습니다. 내 가슴을 짓누르고 있던 문제의 원인이 무엇인지, 그동안은 결코 보이지 않았던 나의 잘못은 무엇이었는지가 점점 명료해지기 시작했습니다. 나만의 아집으로 주먹을 꼭 쥐고 놓지 않았던 것들을 순순히 내려놓기 시작했고, 그것이 곧 내가 이기는 것이라는 것을 깨닫게 되었습니다.

어느덧 눈에선 눈물이 줄줄 흘렀고, 다리가 아픈 줄도 모르고 계속해서 절을 하게 되었습니다. 나중에 보니 세 시간도 더 지나 한 천 배쯤 했던 것 같습니다. 천천히 산길을 내려오면서 다리는 후들거렸지만 열이 나던 머리가 개운해지고, 가슴이 뻥 뚫린 것 같아 몸이 훨씬 가벼워진 것을 느낄 수 있었습니다.

이렇게 절의 놀라운 힘을 몸소 체험하게 되면서, 자연히 절운동에 대해 관심을 갖게 되었습니다. 이런지런 절에 관한 책들을 보면서, 나 이

외에도 이런 경험을 한 사람들이 많다는 것을 알게 뇌었습니다.

그러던 중 우연한 기회에 방송국의 요청을 받고 108배의 효과에 대해 객관적으로 보여줄 수 있는 실험을 하게 되었습니다. 그리고 실험 결과, 가시적으로 나타난 108배의 효과는 역시 대단했습니다. 적외선 체열촬영 결과, 인체 상부의 화기火氣를 내리고 손발과 하체를 따뜻하게 하는 수승화강 효과가 드러났습니다. 또 체성분 분석을 해보니 체지방이 현저히 감소하여 다이어트에도 도움이 될 뿐 아니라, 우리 몸의 자율신경을 균형 있게 만들어 몸과 마음을 편안하게 하는 것을 눈으로 확인하면서, 108배 절운동은 그야말로 우리의 몸과 마음을 수렴시키는 기적 같은 운동이라는 결론을 얻을 수 있었습니다.

명의名醫보다 더 좋은 의사는 마음을 고치는 심의心醫입니다. 한의학은 특히 몸과 마음이 유기적으로 연결되어 있다는 사상이 근간이 되기 때문에 한의사들은 누구나 심의가 되기를 꿈꿉니다. 진료실에서 환자들은 몸이 아프다고 호소하지만 거의 대부분의 병이 마음의 문제를 동반합니다. 대개는 근본적으로 몸과 마음을 함께 치료해야 하는 경우라서 침과 약을 처방하면서도 항상 뭔가 부족함을 느끼게 됩니다. 음식 조절법, 운동법 등을 알려주면서 생활지도를 병행하고, 늘 스트레스를 조절하라고 이야기하지만 그것이 말처럼 쉽지 않다는 것도 압니다. 좀 더 효과적이고 간편하고 실질적으로 도움이 될 만한 처방이 없을까? 이 부분에 대해 저는 늘 고민해 왔습니다.

108배에 대해 연구하면서 바로 이 고민에 대한 좋은 답이 절운동이라는 것을 알게 되었고, 이제는 환자들에게 열심히 절운동을 권유합니다.

이 책을 내면서 아직 완성되지도 않은 나의 식견을 세상에 보이는 것이 부끄러워 많이 망설인 것도 사실입니다.

그러나 한의사로서, 108배를 한의학적으로 재해석하고 풀이하여 세상에 내놓는 것도 나름대로 의미 있는 일이라는 생각이 들었습니다. 그래서 좁은 식견으로나마 한의사로서 바라본 108배의 효과를 알림으로써, 몸과 마음이 지쳐 힘들어 하는 많은 현대인들에게 도움이 되었으면 하는 마음으로 이 책을 쓰게 되었습니다.

아직도 108배 절운동이 주는 효능과 효과가 다 밝혀진 것은 아닙니다. 이제 시작일 뿐입니다. 수천 년간 내려온 108배 절운동의 신비를 다 풀 수도 없는 노릇이고, 인간과 우주의 오묘한 섭리를 모두 이해할 수는 없는 일입니다. 그저 한 가지 분명한 것은, 108배 절운동이 그 신비하고 오묘한 섭리를 가득 담고 있다는 사실입니다.

이 책이 108배 절운동을 널리 알리는 데 미력하나마 힘이 되기를 바랍니다.

책이 나오기까지 늘 관심을 갖고 힘이 되어 준 남편과, 원고를 쓰는 동안 뱃속에서 함께 애를 쓰며 책과 함께 세상에 나온 우리 아들 성렬이, 책을 낼 수 있게 용기를 주신 출판기획사 반디미디어 현기범 대표님과 김길우 제인한방병원장님께도 고마운 마음을 전합니다.

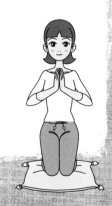

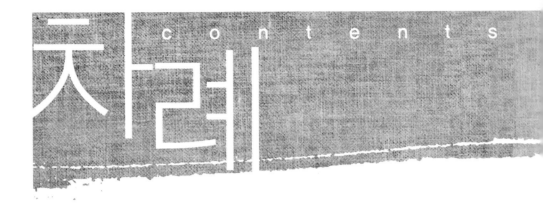

차례

contents

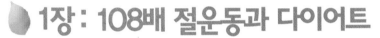

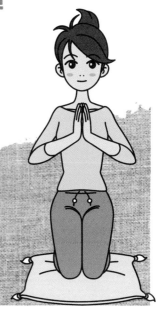

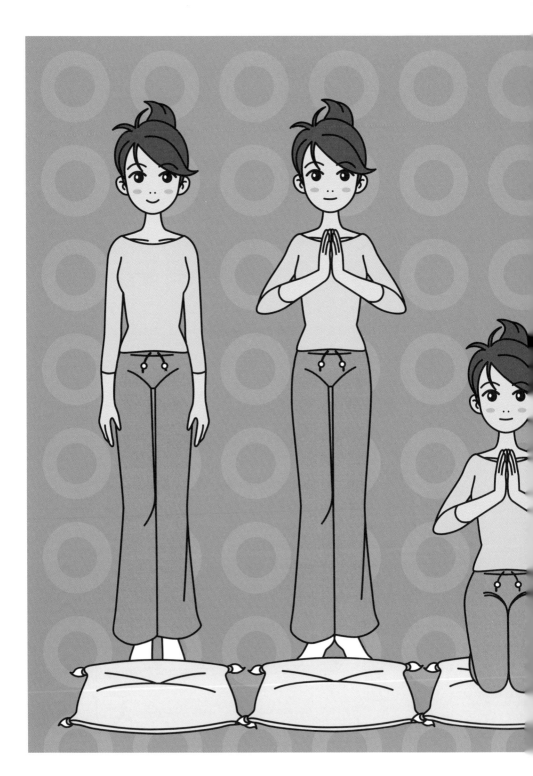

1장
108배 절운동과
다이어트

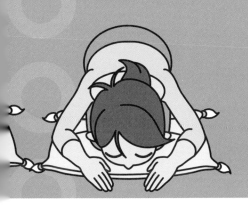

01 절에 감추어진 비밀

우리나라 사람이라면 누구나 절이 무엇인지는 알고 있다. 명절 때면 아랫사람들이 한복 등을 입고 어른들에게 넙죽 엎드리는 것이 절이다.

걸음마를 하기 시작하면서부터 우리는 절을 배운다. 성인이 되어서는 여자 친구 집에 인사를 갈 때도 어른들에게 예를 갖추어 절부터 해야 일단 기본 점수를 딸 수 있다. 양가 부모들이 만나도 서로 맞절로 인사하고, 오랜만에 친척 어른을 만나도 절부터 드린다. 이렇게 절을 잘해서 우리 민족은 오래전부터 동방예의지국으로 불리웠다.

그런데 절은 비단 우리 민족만 하는 것은 아니다. 중국 영화나 서양 영화를 봐도, 아프리카에서 찍어 온 다큐멘터리를 봐도 넙죽 엎드려 절을 하는 행위는 얼마든지 볼 수 있다. 그 대상이 인간이든, 신과 같은 초자연적인 존재이든 간에, 동서고금을 막론하고 이 경배의 행위는 완벽하게 닮아 있다.

심지어 동물의 세계에서도 존경받는 우두머리 앞에서 납작하게 배를 깔고 머리를 조아리는 행동은 흔하게 볼 수 있다.

이처럼 절은 어떤 대상에 대해 자신을 낮추고 경의를 표하는 인류 공통의 표현 행위이며, 동물들 사이에서도 나타나는 지극히 본능적인 행위로 보인다. 나라나 지역의 풍속에 따라 조금씩 그 모습이 다르긴 하지만, 본질적으로 스스로를 낮춘다는 의미는 같다.

다시 말하지만 절은 스스로를 완벽하게 낮추는 자세이다. 양 무릎과 팔꿈치를 땅에 대고 이마까지 땅에 붙이는 행위는 더 이상 낮추려야 낮출 수 없는 자세이다. 이렇게 절이라는 행동으로 스스로를 낮추면, 이상하게도 마음이 평온해지는 것을 느낄 수 있다. 몸도 마찬가지이다. 그 이유는 무엇일까?

■ 절을 하면 신비한 생물학적 호르몬이 작용한다

절에는 우리가 알지 못하는 비밀이 숨어 있다. 동물의 세계와 빗대어 보면 절이 어떤 역할을 하는지 분명해진다.

어떤 동물이든지 수컷은 항상 전투적이다. 초식동물의 경우도 마찬가지여서, 항상 패권을 차지하고 영역을 확보하기 위해

싸움을 멈추지 않는다. 그런데 납작 엎드리는 동작은 스스로를 낮추어 전투적인 마음이 사라지게 하고 마음을 평온하게 만든다. 과학적으로 설명하자면 비전투적 성향으로 변화시키는 호르몬이 몸속에서 작용하게 된다는 말이다.

우두머리 앞에서 납작 엎드리는 수컷들의 행동은 싸우거나 경쟁할 의사가 없다는 표현이라 한다. 서로 으르렁거리다가도 한쪽이 일단 엎드리면 특정 호르몬이 작용해 싸우고자 하는 본능이 사라지고 도리어 친밀감 있는 행동을 하게 된다.

먹이를 앞두고서도 그렇다. 우두머리에게 엎드리는 자세를 취하면 놀랍게도 식욕이 사라지고, 우두머리가 다 먹을 때까지 참고 자제할 수 있다.

암내 풍기는 암컷을 앞두고도 일단 엎드려버리면 더 이상 성욕이 일어나지 않거나 자제할 수 있는 호르몬이 분비된다. 만약 암컷이 수컷인 우두머리 앞에서 이러한 자세를 취하면, 신기하게도 자궁이 따뜻해진다고 한다.

절을 하는 행위에는 이처럼 비밀스러운 생물학적 현상이 숨어 있다.

아주 오래전부터 인도에서는 이 같은 절의 효능을 알고 꾸준히 연구 발전시켜 왔다. 우리 민족 역시 인도에서 발원한 불교를 일찌감치 받아들여 절을 중요한 수행의 도구로 삼고 있다.

절은 스님들이 갖가지 욕심을 버리고 마음을 낮출 수 있게 도와주며, 식욕과 성욕을 억제하고, 탐심에서 벗어나 내면의 평화를 찾도록 인도한다. 절을 많이 하면 할수록 스스로를 더욱 낮출 수 있게 되어, 살아 있는 모든 것을 소중히 여기는 부처를 닮게 된다고 한다. 절을 통해 사람의 마음에서 욕심을 버리는 정신적인 다이어트까지 하게 되는 셈이다.

물론 그렇다고 해서 절이 불교만의 것은 아니다. 우리 민족은 절을 중요한 생활 풍습으로 여겨 늘 행하곤 했다. 절을 함으로써 스스로를 낮추어 평온함을 지키려 애썼고, 상대에 대한 배려심을 키웠으며, 마음 한가운데 자꾸 밀려들어 오는 탐심을 수시로 털어내어 절제된 생활을 유지하려 했다.

이처럼 절은 우리 민족을 백의민족답게 욕심을 버리고 소박한 품성을 지키며 이웃과 화목하게 지낼 수 있게 만든 일등공신이라 할 수 있겠다.

02 108배로 마음을 다이어트한다

■ 마음이 평온해진다

절을 하면 마음이 평온해진다. 절을 한 후 싸우거나 화를 내는 사람은 없다. 일곱 살 개구쟁이도 절을 하고 나면 한동안 얌전을 떤다.

이는 절을 주고받는 자리가 만들어내는 엄숙한 분위기도 무시할 수 없지만, 주요한 원인은 절을 하는 동안 우리 내면에서 일어나는 변화 때문이다. 즉 저절로 마음이 차분해지고 평화로워지는 것이다. 그리고 이러한 현상은 제법 오랫동안 유지된다.

절을 하거나 받으려는 준비를 갖추는 동안 벌써 우리 몸은 절이 주는 효과를 기억해내고 마음을 차분하게 가라앉히기 시작한다. 절이 끝난 뒤에도 이같이 평온한 마음은 꽤 오랫동안 유지된다.

될 수 있는 한 몸을 최대한 낮추는 행위를, 불교에서는 마음을 낮춘다는 의미에서 '하심下心'이라고 한다. 무릎을 꿇고 엎드려 부처의 발에 입을 맞추는 행위를 최대의 공양이라고 말한다.

이것은 기독교에서도 마찬가지이다. 성경에는 예수의 제자와 신자들이 엎드려 예수의 발에 입을 맞추는 행동이 자주 등장한다. 다른 종교에서도 각자 숭배하는 신에 대한 이러한 경배의 모습은 크게 다르지 않다.

자신을 낮추어야만 비로소 상대를 받아들일 수 있다. 마음에 교만과 탐욕이 가득한 상태에서는 그 무엇도 받아들이기 어렵다. 몸과 마음을 지극히 낮추면, 비록 하찮은 것일지라도 하찮게 보이지 않고 소중하게 생각된다.

우리는 TV에서 격투기 장면을 자주 접한다. 남자들은 예나 지금이나 이런 장면에 환호하곤 한다. 인간에게는 몸싸움을 통해 상대방보다 우위에 있다는 걸 내세우고 싶은 동물적인 본능이 있다.

그런데 서로 못 잡아먹어서 으르렁거리는 이런 경기에서도, 경기에 앞서 선수끼리 마주보며 무릎을 꿇고 엎드리는 장면을 이따금씩 보게 된다. 우리나라의 씨름도 그렇고, 태국의 무에타

이도 그렇다. 서로 치열하게 경쟁하는 동안 선수들의 감정을 자제시키기 위한 일종의 방편일 것이다.

상대방에게 엎드리는 행동을 함으로써 이 경기가 진짜 싸우는 것이 아니라 단순히 경쟁일 뿐이라는 사실을 각성하고, 서로 상대방의 몸을 보호해주도록 배려하는 절차인 것이다. 현대인들에게 절을 권유하는 이유도 바로 이 때문이다.

■ 스트레스 해소의 명약이다

지금의 세상을 흔히 무한 경쟁 시대라고 이야기한다. IT 산업의 비약적인 발전으로 전 지구촌이 하나의 사회로 움직이고 있다. 덕분에 현대인들은 전 세계인을 상대로 무한 경쟁 사회에서 살아가고 있다.

이러한 현상은 그나마 한가로운 삶을 사는 것처럼 보이는 농민들까지도 무서운 경쟁 가운데 내몰리게 한다. 포도를 재배하는 농민들은 지구 반대쪽의 칠레 농민들과 가격 경쟁을 해야 하고, 소를 키우는 사람들은 호주와 미국 낙농인들과 경쟁하며, 돼지는 유럽 돼지와 가격 경쟁을 벌인다. 가까운 중국의 농산물 수입으로 우리 농민들이 울상을 짓는 일은 어제 오늘의 일이 아니다.

이렇게 치열한 경쟁 사회에서 생활한다는 것은 하루하루가 극심한 스트레스의 연속임을 의미한다. 어른뿐만 아니라 아이들도 마찬가지이다. 유치원에 들어가기도 전부터 여러 개의 학원을 다녀야 하는 것이 우리 아이들의 현실이다. 갈수록 아이들이 마음껏 뛰어노는 시간은 줄어들고, 안타깝게도 점점 더 어린 나이 때부터 경쟁에 내몰리고 있어 어쩔 수 없이 스트레스 속에서 성장기를 보내고 있다.

경쟁에서 이겨야만 살 수 있다는 조바심은 우리의 몸과 마음을 무척 고단하게 만들고 항상 긴장하게 만든다. 아침에 눈을 뜨는 순간부터 다시 잠자리에 들 때까지, 심지어는 잠을 자는 동안에도 숙면을 방해하며 괴롭힌다. 그야말로 스트레스의 연속인 것이다.

원래 인간은 사회적 동물로서 무리를 이루어 살아야 안정을 느낀다. 그런 만큼 서로 유대감을 느낄 수 있는 시간이 필요한데, 항상 경쟁 관계에 있다 보니 몸과 마음이 안정을 취할 겨를이 없는 것이다.

스트레스가 만병의 근원임은 많은 임상 연구 결과 이미 밝혀진 사실이다. 스트레스는 불치병인 암의 주된 원인이기도 하고, 심지어 비만의 주요 요인이 되기도 한다. 스트레스를 받으면 자꾸 먹게 된다는 속설은 사실이며, 먹어서 살이 찌면 이것 또한 큰 스트레스로 작용해 점점 더 식욕이 강해지는 악순환이 반복

된다.

현대인들은 스트레스를 해소할 수 있는 여러 가지 방법을 모색해 자신에게 맞는 것들을 직접 실천하기도 하고, 혹은 중도에 포기하고 다시 다른 방법을 찾기도 한다. 이러한 작업이 쉽지 않은 것은 지속적이거나 눈에 뛰는 효과가 없기 때문이다.

그러나 절운동은 다르다. 절은 스트레스를 근본적으로 차단한다.

절을 시작할 때는 처음부터 의도적으로 어떤 고민거리나 스트레스를 풀어야겠다고 작정할 필요는 없다. 직접 시도해보면 느끼겠지만, 그냥 무작정 시작해서 하다 보면 서서히 상기上氣 되었던 기운이 내려오면서 머리와 가슴이 시원해지고, 마법과 같이 내 가슴을 메우고 있던 고민거리가 해결되는 경험을 하게 된다.

안 해 본 사람에게는 믿거나 말거나겠지만, 일단 시작해 보라. 뜻하지 않게 복받쳐 오르는 감정에 당황하게 될지도 모른다. 그것이 바로 108배의 마법이다.

■ 마음의 욕심이 사라지게 한다

절은 자신을 낮추는 행동이다. 절을 하는 동안에는 경쟁에서 벗어나 자신을 낮추어 우리 몸속에 잠자고 있는 평온에 대한 욕구를 일깨우게 된다. 이러한 행위는 경쟁과는 상반되는 배려와 유대감, 친밀감의 행위로서, 태생적으로 사회적 동물인 인간이 가져야 하는 본연의 모습인 것이다.

경쟁은 일종의 욕심에서 비롯된 것이다. 그리고 절을 하는 것은 그 욕심을 버리는 행동이다. 때문에 절을 통해 경쟁에서 오는 스트레스는 눈 녹듯이 풀릴 수밖에 없다.

남보다 일을 잘하려는 욕심, 남보다 돈을 많이 벌려는 욕심, 남보다 뛰어나고자 하는 욕심, 내 자식을 남보다 좋은 학교에 들어가게 하려는 욕심, 모두가 경쟁에서 오는 욕심이다.

어쩔 수 없이 현대의 경쟁 사회에서 살아가는 우리가 이런 욕심을 다 버릴 수는 없는 노릇이다. 그러나 그에 따르는 스트레스는 잠시 내려놓을 수 있다. 또 절을 하면 저절로 욕심이 버려진다.

동물이 먹이를 앞에 두고 물러서서 엎드리는 것은 그 먹이를 완전히 포기하는 행위지만, 인간이 엎드려 몸을 낮추는 행위는 모든 것을 포기하는 것을 의미하지는 않는다. 단지 이러한 행위를 통해 경쟁 사회에서 수반되는 스트레스를 해소하고, 그 스트레스에서 비롯되는 끊임없는 욕심을 자제함으로써 우리 몸을 지키자는 것이다.

절을 수련 행위로 삼아 오랜 수도생활을 해온 종교인들은 인간의 온갖 욕심을 쉽게 내려놓을 수 있다고 한다. 일반인들은 그 수준까지는 이르지 못하더라도 절을 하는 동안만이라도 잠시 그 욕심에서 벗어나 욕심의 실체를 관조할 수 있는 여유를 가질 수 있다.

이러한 과정을 통해 우리는 자신을 돌아보고 반성하거나 각성하는 시간을 가지게 된다. 즉 대수롭지 않은 일에 얽매여 욕심에 집착함으로써 주변 사람들을 힘들게 한 자신의 모습을 발견하게 된다.

이렇듯 자기 반성을 통해 작은 것을 버리고, 보다 크고 의미 있는 것들을 바라보게 하는 것은 절을 하는 행위가 가져다주는 고마운 선물이라 하겠다.

그리고 108배 절운동이 우리의 마음을 다이어트한다는 것은 바로 이러한 관점에서 이야기하는 것이다. 즉 자신을 성찰하고 마음을 수련하는 행위로서는 더할 나위 없이 유익한 운동인 것이다. 이는 수천 년 동안 내려오면서 끊임없이 입증되어 온 사실이다.

108배는 불교에서 비롯된 경배와 수련의 행위로서 인간이 가지고 있는 108가지의 번뇌를 씻어준다는 의미가 있다. 불교인이 아니라면 반드시 108번까지 할 필요는 없다. 100번을 할 수도 있고, 천주교의 한 신부처럼, 성경에 나오는 인간의 109가지

원소를 의미하는 109배를 해도 좋다.

　대개 108배를 하는 데에 20분 정도 걸리므로, 횟수와 관계없이 시간을 정해두고 할 수도 있을 것이다.

03 108배로 몸을
다이어트한다

■ 몸을 수렴시키는 기적

절운동은 우리의 몸을 수렴收斂한다. 몸을 수렴한다는 것은 육신의 균형을 잡아준다는 뜻이다. '다이어트'라는 말은 단순히 살을 뺀다는 의미이지만 수렴이라는 말은 보다 폭넓은 의미이다. 살찐 사람은 살을 빼주고, 지방만 많고 근육량이 적은 사람은 지방을 없애는 대신 근육을 만들어주며, 마른 사람은 적당히 살이 오르게 하는 것이 수렴이다.

수렴은 이렇게 외형적으로 보이는 것 외에도 다음과 같은 역할을 한다.

● 수승화강水承火降이 이루어져 머리와 가슴을 시원하게 하고, 손발을 따뜻하게 한다.

◉ 거친 호흡을 순화시켜준다.

◉ 군살을 정리하고 몸을 탄탄하게 해준다.

◉ 오장육부를 자극하여 균형을 이루게 한다.

◉ 온몸의 경락을 자극해서 기의 흐름을 원활하게 한다.

◉ 굳어 있는 뼈마디를 풀어주고 강화해준다.

◉ 혈액순환을 돕고 전신에 생기生氣가 퍼지게 한다.

절운동이 우리의 육신을 수렴한다는 것은 바로 이 같은 역할을 한다는 것이다. 한의학적으로 볼 때 간단한 운동 하나가 이렇듯 큰 효과를 발휘한다는 것은 실로 믿기지 않는 일이다.

수천 년을 이어져온 여러 가지 수련을 지금도 그대로 이어받아 실천해온 불자들이 이구동성으로 하는 말이 있다

"절은 온갖 요가를 다 합쳐놓은 축소판이다."

절은 수천 년 동안 불자들의 건강을 지켜온 비법이기도 하다. 스님들은 일반인들이 생각하는 것보다 훨씬 건강에 관심이 많다. 그리고 실제로 건강하다.

건강에 관심이 많다는 것은 오래 살기 위한 욕심과는 별개의 문제이다. 몸이 건강하지 않으면 아무래도 신경이 쓰여, 수도생활에 방해가 될 수밖에 없다. 몸과 마음을 다 함께 수련해야 부처에게 가까이 갈 수 있는 것이다.

그래서 스님들은 요가, 기체조, 국선도, 때로는 무술까지 동원하여 육신의 건강을 도모한다. 스님들을 보면 뚱뚱하거나 심하게 마른 사람이 거의 없다. 마르거나 살찌거나 하면 수련을 게을리 했다는 증거라고 한다.

절운동이 모든 요가를 다 합쳐놓은 축소판이라는 말은 다른 말로 하면, 절운동 한 가지만 해도 충분하다는 말이 된다. 그러면 마르거나 살찔 일이 없고, 육신의 모든 요소가 균형 있게 제자리를 잡는다는 이야기이다.

■ 수승화강水承火降의 놀라운 힘

한동안 반신욕 붐이 한창이던 때가 있었다. 반신욕의 기대 효과는 '수승화강'이다. 우리 몸속의 차가운 물 기운은 올라가고 따뜻한 불 기운은 내려간다는 뜻이다. 이는 한의학에서 매우 중요하게 여기는 개념이다.

인체의 상반신은 양陽 부위로 덥고, 하반신은 음陰 부위로 차갑다. 이 상반된 두 가지 요소는 끊임없이 순환해야 한다. 기의 흐름이 원활한 사람은 머리 부분의 더운 기운은 아래로 내려가고, 반대로 발의 차가운 기운은 위로 올라가는 순환이 계속된다.

그런데 기의 흐름이 약해지면 이러한 순환에 장애가 발생하고, 결국 몸의 균형이 깨지는 것이다. 즉 상열하한上熱下寒증이 발생한다. 이러한 장애에 탁월한 효과를 보이는 것이 바로 반신욕이다.

절운동을 하면 이와 같은 수승화강 효과가 매우 뚜렷하게 나타난다.

필자는 얼마 전 SBS 방송국의 요청으로 이 효과를 직접 가시적으로 보여주는 실험을 했다. 우선 적외선체열촬영기로 108배 전후의 신체 온도 변화를 비교 측정하였다. 그 결과 머리 부위와 가슴 부위에 있는 화기는 내려가고, 손과 발의 말초 순환이 좋아져 손발의 온도가 올라가는 것을 볼 수 있었다.

두한족열頭寒足熱이라는 말이 있다. 머리는 차게 하고 발은 따뜻하게 하라는 말이다.

사람의 머리는 컴퓨터로 치면 CPU(중앙처리장치)와 같다. 가장 중요하면서도 많은 일을 쉼 없이 계속하는 기관인 셈이다.

뇌의 무게는 우리 몸에서 2% 정도에 불과하나 산소 소모량은 전체의 20%를 차지한다. 뇌는 잠시라도 영양이나 산소 공급이 부족해지면 그 기능에 치명적인 손상을 입게 된다.

이처럼 많은 일을 하다 보니, 머리에서는 항상 열이 나게 된다. CPU에 고급 냉각팬을 달아놓은 것처럼 우리의 머리도 계속해서 식혀줘야 한다. 냉각팬이 멈추면 컴퓨터 전체가 오작동을

28.60
28.24
27.89
27.53
27.17
26.82
26.46
26.11
25.75
25.39
25.04
24.68
24.33
23.97
23.61
23.26
22.90

■ 적외선체열촬영기로 본 108배 전후의 신체 온도 변화 (사례 1)

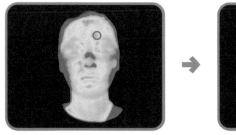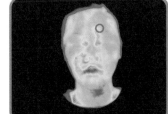

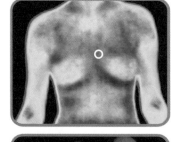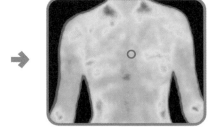

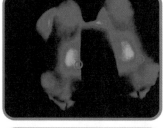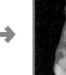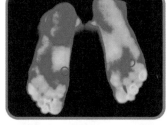

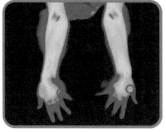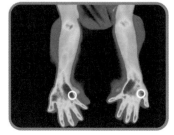

108배 전   108배 후

■ 적외선체열촬영기로 본 108배 전후의 신체 온도 변화 (사례 2)

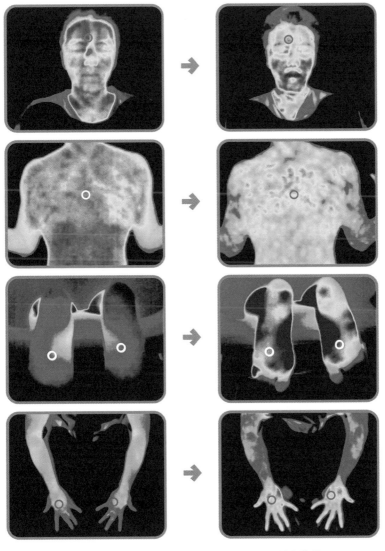

108배 전   108배 후

일으키듯이 사람의 머리도 식혀주지 않으면 말썽이 생길 수밖에 없다.

다행히 우리 인체는 컴퓨터가 공장에서 출고될 때부터 냉각 팬을 갖추고 나오듯이, 태어날 때부터 수승화강의 시스템이 갖추어져 있어 머리의 열이 항상 밑으로 내려가게 한다. 대신 발부분의 냉기는 위로 올라간다. 그런데 이런 중요한 기의 흐름이 막히는 경우가 많다.

신기하게도 108배 절운동을 하면 수승화강의 기 흐름이 뚫리게 된다. 108배를 하면 머리가 좋아진다는 말은 바로 이런 현상 때문이다. 과부하가 걸린 두뇌의 열을 내려주고 차가운 기를 올려주는 수렴현상이 나타나는 것이다. 공부를 장시간 하면 머리가 무겁고 졸음이 오는데, 이는 뇌를 혹사한 때문이다. 이럴 때는 쉬어야 한다.

그러나 한참을 쉬어도 머리의 열은 그리 빠르게 내려가지 않는다. 기의 흐름이 약한 사람이라면 더욱 그렇다. 이럴 때 절운동이 필요하다. 절운동은 머리의 열을 저절로 내려가게 한다. 이것은 인체의 신비로움을 이용하는 것이므로 어떤 것보다도 자연스러운 방법이다.

■ 호흡의 순화

108배 절운동의 놀라운 또 하나의 효과는 호흡의 순화이다. 108배를 하면 자연스레 하단전이 열리게 된다고 한다. 단전이 열리면 저절로 깊은 호흡을 하게 되고, 숨이 고르게 되며, 피의 흐름이 원활해진다.

요가에서 '2차크라'로 불리는 하단전은 생식기와 밀접한 연관이 있는 것으로 알려져 있다. 자궁이 있는 위치여서 한자로는 자궁子宮 혹은 지궁地宮이라고 한다.

절운동을 하면 아랫배가 따뜻해지므로 특히 여자들에게는 좋은 운동법이다. 흔히 자궁이 차가우면 임신이 되지 않는다는 말을 한다. 심한 스트레스로 인해 기혈이 자궁으로 잘 내려가지 않거나, 생리 기간 혹은 산후에 찬 기운에 노출되어 냉기冷氣가 자궁에 갇혀버리게 되면 하단전이 닫히고 자궁은 차가워져 불임증, 냉대하증, 생리통과 같은 여성 질환들이 발생하게 된다. 이런 여성들에게 절운동은 특히 좋은 효과가 있다.

가슴의 화기를 내려 아래로 내려보내고, 기혈을 자궁으로 충분히 보내주기 때문에 자궁을 따뜻하게 하는 데에는 절운동만한 것이 없다. 조선시대 대갓집 여인들이 절에 가서 절을 많이 한 후에 자식을 얻었다는 얘기는 잘 알려진 이야기이다.

대구 마리아병원의 이성구 박사는 이는 절운동이 자궁을 따뜻하게 했기 때문이라고 해석한다. 이성구 박사는 지금까지 7천 명의 불임 부부에게 시험관 아기를 안겨준 기록을 보유하고 있는 불임 전문의이다.

그는 절운동이 자궁을 따뜻하게 하는 데 효과가 있다는 입장을 고수한다. 그는 그의 말을 듣고 절운동을 꾸준히 한 사람 중에서 80%가 임신에 성공했다고 말한다.

남자의 경우, 2차크라가 닫혀 있으면 지나치게 성에 집착하는 경우가 많다고 한다. 마치 나무가 환경 요인이 안 맞아서 위급함을 느끼면 계절도 아랑곳하지 않고 서둘러 꽃을 피우려 하는 것과 같다. 남자들에게도 이곳은 중요한 급소로서, 지나친 성에의 집착은 몸이 우리에게 알려주는 이상 신호라고 할 수 있다.

절운동을 통해 단전이 열리면 남자들은 성에의 집착에서 벗어나 정신이 자유롭게 되어, 보다 건설적이고 바람직한 일에 집중할 수 있을 것이다. 이러한 사실은 오랫동안 수련을 해온 스님들이나, 혹은 국선도 수련을 하는 사람을 보면 쉽게 수긍이 가는 일이다.

■ 최고의 유산소 운동, 군살 제거 효과

운동으로서의 108배는 누구나 쉽게 할 수 있는 저강도 혹은 중강도 유산소 운동이다. 엎드려 절할 수 있는 작은 공간만 있으면 어디서든 가능하다. 그리고 그 운동 효과는 더 활동적인 운동보다 큰 효과를 발휘한다.

처음 하는 경우 대략 20분 정도 걸리는데, 10분 정도만 지나도 얼굴에 땀이 송글송글 맺히기 시작한다. 20분이 지나 운동을 마칠 시간이면 몸이 더워지고 손바닥에도 피가 도는 것이 느껴진다. 힘들게 뛰거나 하지 않았는데도 마치 20분 정도 가벼운 조깅을 한 것 같은 상쾌한 느낌이 든다.

그러나 그 효과는 결코 만만치 않다. 소비되는 칼로리를 재보았더니 1분에 남성은 대략 7.2kcal, 여성은 5kcal 정도 소비한다고 한다. 108배를 할 경우 대개 20분 정도의 시간이 소요되는데, 이때 남성은 144kcal, 여성은 100kcal를 소비하게 된다.

이 정도 소모량은 빠르게 걷기나 가벼운 수영, 테니스를 친 것과 같은 정도에 해당한다.

108배는 저강도 혹은 중강도의 유산소 운동이 되므로 칼로리의 연소량이 많을 뿐만 아니라, 체지방을 태우는 데도 매우 효율적인 운동이다. 절을 하면 스트레스가 감소되는 효과가 나타나므로 스트레스에 의한 식욕 증가도 잠재울 수 있다.

날씨와 시간에도 구애받지 않고 작은 공간만 있으면 언제든지 가능하므로 이것만큼 좋은 다이어트 운동도 없을 것이다. 절운동

의 다이어트적인 측면은 다음 장에서 보다 상세히 설명하고자
한다.

지금까지 살펴본 것처럼 108배 절운동은 우리의 신체 전반을
수렴한다. 지방을 빼고 근육을 키우는 것은 물론이고, 안으로는
장기를 튼튼하게 하고 척추를 바르게 하며, 혈과 기의 흐름을
개선해주어 신체를 균형 있게 잡아주는 효과가 있다. 이는 그
어떤 운동에서도 찾아볼 수 없는 절운동만이 가진 최고의 장점
이라 할 수 있다.

이런 신체적인 효과 외에도 108배 절운동은, 앞서 말한 것과
같이 우리의 정신과 마음을 동시에 안정시켜주는 효과도 있다.

뉴욕에서 요가 강사로 활동하는 존은 학원에 가기 전에 꼭 한
국명상센터를 찾아가 108배를 한다고 한다. 그 이유에 대해 그
는 다음과 같이 말한다.

"108배는 요가와 같다. 하면 할수록 같다는 걸 느낀다. 다만,
절에는 요가에서 볼 수 없는 한 가지가 더 있다. 그것은 절이 신
비롭게도 인간의 삶을 변화시켜준다는 것이다."

존은 인생에서 큰 좌절을 맛보았을 때 절을 만날 수 있었던
것을 가장 큰 행운으로 여긴다고 한다. 몸을 낮추어 절을 하는
동안 신비롭게도 자신이 처한 힘든 상황과 고통이 마치 가벼운

깃털처럼 여겨지면서 어느 순간부터는 더 이상 무겁게 짓누르지 않더라는 것이다.

그는 이러한 현상을 매우 특별하게 받아들였지만 한국에서는 많은 사람들이 그 같은 체험을 한다는 것을 미국 청년인 그가 어찌 알겠는가.

04 한의학으로 풀어보는 108배 절운동의 효과

■ 체지방 감소

요즘은 예전에는 없던 병들이 참 많다. 비만이나 당뇨, 고혈압, 고지혈증 등. 상당수는 몸을 안 움직여서 생기는 병이다. 흔히 성인병이라고 불리는 이러한 병들은 지금은 어린아이들에게도 예외는 아니다. 그런 점에서 더 이상 성인병이라 부르기도 애매한 상황이다.

이런 병들은 대개의 경우 운동만 잘해도 약 없이 건강을 회복할 수 있다. 이를테면 '운동 부족병'인 것이다. 운동을 꾸준히 하면 잘 안 걸리고, 걸렸다 해도 운동을 열심히 하면 보통은 저절로 치료될 수 있다.

그러나 말처럼 쉬운 일만은 아니다. 안타깝게도 현대인들은 문제를 알면서도 그 잠깐의 시간조차 운동에 할애하기가 어려운 삶을 살고 있다.

살이 찌고 혈액 속에 지질脂質이 증가하는 원인은 한마디로 말해, 몸속에 들어오는 양에 비해 나가는 양이 적기 때문이다. 들어오는 것이 워낙 많은 경우도 있겠고, 들어오는 양은 보통인데 몸에서 소모되어 나가는 것이 워낙 적은 경우도 있을 것이다. 두 경우 모두 몸을 더 움직여야 하는 것은 마찬가지이다.

체지방을 감소시키기 위해서는 운동보다 좋은 것이 없다. 특히 유산소 운동이 효과적이다. 그러나 숨이 가쁠 정도로 빨리 뛰는 것은 도리어 해로울 수 있다. 체지방이 너무 쌓여서 문제가 될 정도이면 평소 운동량이 매우 적다는 것인데, 갑자기 힘든 운동을 하면 도리어 무리가 되기 쉽다.

저강도 유산소 운동이 강도 높은 운동보다 좋은 이유는, 상대적으로 칼로리 소모량은 적지만 체지방을 연소하는 비율이 높기 때문이다. 그래서 필자는 비만 환자들에게 뜀박질보다는 조금 빠른 속도로 걷는 것을 권하고, 자전거 타기

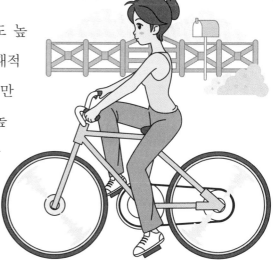

도 권한다. 이와 더불어 반드
시 권유하는 것이 바로 절운
동이다. 절운동이야말로 누
구나 간편하게 할 수 있는
저강도 유산소 운동이다.

108배 절운동을 하는 데
소요되는 시간은, 꾸준히
해온 사람의 경우는 15분까지도 짧아지지만 처
음 하는 사람에게는 20분 정도가 적당하다. 집이
든 어디서든 간편하게 할 수 있는 108배만으로도
남자는 144kcal, 여자는 100kcal 정도를 소모하게 된
다. 남자의 경우는 빠르게 걷기 정도의 저강도 운동이고, 여자
의 경우는 같은 시간 동안 수영을 하는 정도에 해당되는 중강도
운동이다.

테니스 복식 경기가 시간당 250kcal인 것을 감안하면 얼마나
많은 운동량인지 짐작할 수 있다. 테니스를 해본 경험이 없는
사람이라면, 바닥에 엎드려서 1시간 동안 쉬지 않고 열심히 걸
레질을 했을 때의 운동량과 비슷하며, 혹은 열심히 세차를 했을
때와 비슷한 수준으로 보면 된다.

108배를 처음 해본 사람은 이구동성으로 하는 말이 생각보다

힘들다는 것이다. 절을 시작해서 10분 정도가 지나면 이미 얼굴과 등에 땀이 촉촉하게 배기 시작한다. 적지 않은 운동량 때문에 몸은 더 많은 공기를 들이마시기 위해 폐활량을 늘리게 되고, 심장은 바쁘게 펌프질을 하여 혈액을 허파로 보내 산소를 실어 나르게 한다. 몸속의 영양분을 태워서 에너지로 바꾸기 위해서이다. 먹은 것이 부족하면 몸속에 저장해둔 지방을 태우기 시작한다. 유산소 운동이 시작된 셈이다.

오늘날 유산소 운동은 최고의 다이어트 방법으로 알려져 있다. 문제는 실천이다. 시간이 없거나 너무 힘들어서 다른 운동을 그만 둔 사람들에게는 절운동을 권한다. 언제 어디서건 장소나 시간의 구애를 받지 않고 할 수 있는 운동이기 때문이다.

유산소 운동으로 확실하고 충분한 다이어트 효과를 보기 위해서는, 남자는 108배를 3세트, 여자는 2세트 정도 하는 것도 좋다. 숙달이 되면 30분 정도 걸리는데, 이 정도면 어느 운동 못지않게 심폐 기능이 향상되는 효과를 볼 수 있다. 물론 시간이나 여건이 허락되지 않는다면 1세트만 꾸준히 해도 충분한 효과를 얻을 수 있다.

■ 심장과 폐 기능 강화
심장과 폐는 우리 몸의 중심 기관이다. 심장이야 두말할 것도 없고, 폐 역시 그에 버금가는 중요한 역할을 한다. 오죽하면 죽는다는 표현을 숨이 멎는다, 혹은 심장이 멎는다고 표현하겠는가.

규칙적으로 108배 절운동을 하면 불과 한두 주일 만에 호흡이 안정되고 편안해지는 것을 느끼게 된다. 절운동을 하는 동안 평소보다 많은 공기를 들이마시고, 또 내뱉는 훈련이 되었기 때문이다. 이러한 훈련은 횡경막과 늑간 근육을 발달시키고, 아울러 흉곽 전체가 확장되어 폐활량을 증가시킨다.

이렇듯 폐활량이 늘어나면 운동을 하지 않는 평소에는 매우 편안하고 안정된 호흡을 유지하게 된다. 마치 엔진이 큰 자동차처럼 말이다. 엔진이 크면 어지간한 속도에도 그리 빠르게 작동할 필요가 없다. 이와 반대로 평소 운동을 거의 하지 않아서 폐활량이 적으면 간단한 운동에도 거친 호흡을 하게 된다. 엔진이 조그마한 자동차는 약간의 언덕길을 오를 때에도 요란한 소리를 내는 것과 같다.

심장 역시 마찬가지이다. 심장은 혈액을 통해 위에서 받아들인 영양소와 폐에서 받아들인 산소를 온몸 구석구석까지 배달한다. 운동을 하면 더 많은 에너지를 얻기 위해 심장은 더 빠르게 작동한다. 평소에 운동을 하지 않은 사람은 약간의 운동량에도 심장 박동 수가 올라가 몸에 무리가 온다. 심장 기능을 강화하기 위해서는 절운동과 같은 유산소 운동을 꾸준히 하는 수밖에 없다.

마찬가지로, 절운동을 꾸준히 해온 사람은 심장 근육도 발달해 웬만한 강도의 운동도 거뜬히 견뎌낼 수 있다. 운동을 하지 않는 평소에는 남보다 적은 박동 수로도 충분히 기초대사를 유지할 수 있다.

평소 당뇨로 고생하고 있던 한 50대 여성은 절운동을 시작한 지 불과 2주 만에 아파트 12층 계단을 거뜬히 오를 수 있게 되었다며, 그동안은 꿈도 꾸지 못한 일이라고 했다. 필자는 운동은 우리가 생각하는 것보다 훨씬 더 빨리 우리 몸을 회복시키는 방법이라고 믿는다.

심장뿐만 아니라 심장에서 나오는 혈액이 흐르는 혈관 역시 절운동의 덕을 톡톡히 볼 수 있다.

운동을 하지 않는 사람의 혈액은 탁하다. 몸속에서 생기는 노폐물과 지방 성분들이 제때 배출되지 못하기 때문이다. 이런 불순물들은 혈관을 타고 천천히 흐르다가 혈관에 달라붙어 쌓이면서 혈액의 흐름 자체를 방해한다. 이런 상태에서는 혈액의 속도가 더 느려지고, 따라서 노폐물은 더 늦게 처리되는 악순환이 계속될 수밖에 없다.

이 같은 증세가 점점 더 심해지면 혈관이 딱딱해지고 좁아져 생명을 위협하게 된다. 수술을 통해 상태를 개선할 수도 있지만 근본 원인은 해결되지 않는다. 운동을 통한 치료민이 근본적으로 문제를 해결하고, 악순환의 고리를 끊을 수 있다.

운동을 하면 심장 박동이 빨라지고, 혈액의 흐름도 빨라진다. 혈액 순환이 잘되면 혈관에 달라붙어 있던 노폐물도 쉽게 몸 밖으로 배출된다. 즉 심장이 튼튼하고 강해질수록 혈액의 흐름도 원활해지고 몸속의 노폐물도 쉽게 배출된다. 그 결과 콜레스테롤, 중성 지방과 같은 지질 성분도 감소해 혈액이 맑아지면서 활력을 되찾게 된다.

■ 근력의 향상

모든 운동이 같은 효과를 발휘하겠지만 절운동을 하면 근력이 발달한다.

108배 절운동을 쉽게 보았다가 혼이 났다는 사람도 꽤 많다. 평소 운동을 거의 하지 않는 사람들은 하나같이 다리가 아파 죽겠다고 하소연을 한다. 계단도 못 걷겠고, 심지어 변기에 앉는 것조차 힘들다고 말한다.

앉았다 일어나기 108번. 운동으로 설명하자면, 자신의 몸무게에 해당하는 하중을 들어올리는 운동을 108번 한 셈이다. 근육이 약한 사람들에게는 결코 무시할 수 없는 운동량이다.

운동을 꾸준히 하지 않은 사람들은 작은 충격에도 다리를 접질리거나, 별로 무겁지 않은 물건을 들다가도 허리가 삐끗하기도 한다. 뛰어서 횡단보도 한 번 건너고도 한참 동안이나 현기증에 시달린다면 평소 운동을 거의 하지 않는다는 증거이다. 근육이 그만큼 약하기 때문이다.

108배 절운동은 특히 하체 근육을 튼튼히 하는 데 큰 효과가 있다. 절운동을 지속적으로 하면 하체에 근육이 붙어서 하체 라인이 매끈해진다. 108번이나 허리를 접었다 폈다를 반복하므로 복근에도 좋다. 꾸준히 하다 보면 어느새 바지가 헐렁해지면서 복근이 생기는 것을 경험하게 될 것이다.

이외에도 생각보다 많은 근육이 108배 절운동에 동원된다고 볼 수 있다.

부위별 운동을 한다고 특정 부위의 살만 빠지는 것은 아니다. 108배 절운동은 전체적으로 에너지 소모를 많이 하게 만들고, 우리 몸의 여러 근육을 동시에 움직이게 하므로 하체나 복부뿐만 아니라, 팔뚝, 엉덩이 등과 같은 부위의 군살들이 빠지는 것을 볼 수 있다. 게다가 지방이 연소되면서 근육에 탄력이 붙어 몸매 라인이 흐트러지지 않는다.

■ 척추와 관절의 균형

108배 절운동은 기본적으로 전후 굴신屈伸운동이 되고, 좌우 균형이 완벽하게 잡힌 상태에서 이루어지는 운동이다. 따라서 척추에 지속적이면서도 균형 있는 자극을 주게 되고, 인체 근육을 균형 잡히게 하므로 척추과 관절에 큰 영향을 미친다.

척추는 우리 인체의 균형을 잡아주는 중요한 역할을 한다. 특히 요추는 우리 몸에서 기둥 역할을 하는 가장 중요한 뼈 중 하나이다. 대개 어떤 물건이 완전히 못쓰게 되었을 때 '허리가 부러졌다'는 표현을 쓴다. 우리 몸을 떠받치는 뼈 중에서 어느 것 하나 중요하지 않은 것은 없겠지만, 다른 뼈는 부러져도 허리뼈가 고장 나면 그야말로 생활 자체가 어렵다.

이토록 소중한 허리뼈이지만 불행하게도 가장 문제가 많은 뼈이기도 하다. 인간이 일어서서 두 발로 걷기 시작하면서부터 다른 동물에게는 없는 허리병이라는 것이 생겼다. 허리뼈가 상반신의 체중을 하루 종일 몽땅 짊어지기 때문이다. 잠자리에 들기 위해 누울 때에야 비로소 이 무게를 내려놓고 쉴 수 있다.

앉아 있는 자세는 특히 허리에 좋지 않다. 오래 앉아 있는 자세는 요추디스크에 상당히 큰 압력을 가하게 되고, 오랫동안 허리 근육을 긴장시키게 되므로 무리가 가게 마련이다. 앉아서 사무 일을 보는 사람들은 거의 대다수가 요통을 경험하게 된다.

요통이 있는 경우, 사람들은 대개 뼈 자체만 치료하면 되는 줄 알지만 오히려 그 뼈에 붙어 있는 근육을 바로잡아야 치료가 되는 경우가 많다. 절운동을 하게 되면 굴신운동과 좌우 대칭적 운동이 지속적으로 이루어지므로 척추에 붙어 있는 근육들이 골고루 강화되면서 통증이 완화되고, 좌우 균형이 잡히기 때문에 재발 방지에도 효과적이다.

108배는 허리에만 좋은 것이 아니다. 척추는 두개골 바로 밑에서부터 시작해 경추, 흉추, 요추를 거쳐 골반뼈까지 이어져 있다. 척추는 뒤에서 봤을 때 직선을 이루고, 옆에서 봤을 때 더블 S곡선을 이루는 것이 정상이며, 그 척추에 붙은 근육들은 좌우 대칭을 이루고, 서로간에 적당한 긴장을 유지함으로써 효율적으로 우리의 몸을 지탱하고 있다〈그림 1〉.

목과 어깨의 통증, 허리의 통증으로 고생하는 이들 중 많은 사람들이 바로 이 척추와 그에 붙어 있는 근육에 문제가 있기 때문이다. 대개 환자들은 통증이 있을 때 x-ray나 MRI를 찍어보고, 뼈나 디스크에 이상이 없다고 하면, "그럼 도대체 왜 아픈 건가요?"라며 의아해한다.

그러나 임상에서 근골격계 통증을 호소하는 이들을 보면 뼈 자체에 문제가 있는 경우보다는 뼈를 균형 있게 잡아주는 근육이나 인대의 약화, 근육의 경직, 대칭성의 실조 등에서 오는 통

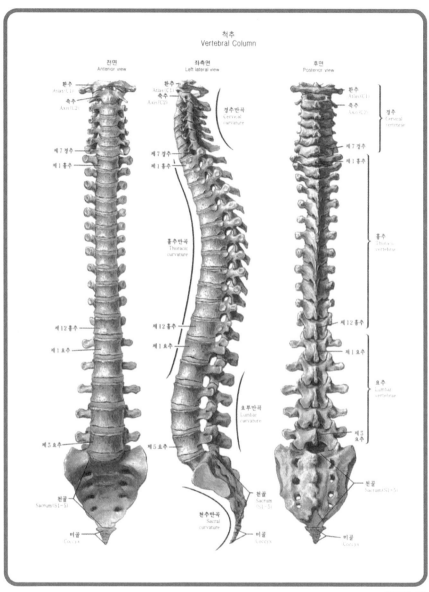

척추
Vertebral Column

전면
Anterior view

좌측면
Left lateral view

후면
Posterior view

〈그림 1〉

증인 경우가 많다. 이런 문제들이 서서히 척추를 틀어지게 만들어 추간판탈출증(디스크), 척추측만증과 같은 병들을 만들어내는 것이다〈그림 2〉.

절운동을 하면 동작의 특성상 이 모든 척추뼈를 골고루 자극하게 된다. 균형을 잡아주는 운동이라서 좋고, 척추에 연결된 많은 근육들을 골고루 쓰게 함으로써 튼튼하게 해주어서 좋다.

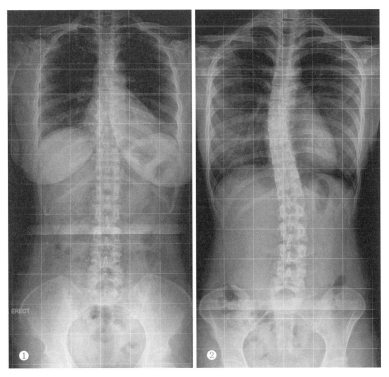

〈그림 2〉 ❶ 정상척추 ❷ 척추측만증

많은 신경들이 척추에서 가지를 치고 나와 전신에 분포하고, 척추는 내장 기능을 조절하는 일에도 관여하는 만큼 척추가 좋아지면 전반적인 건강 상태도 좋아질 수 있다.

단기간에 되는 것은 아니지만 두 달, 세 달 지속적으로 시행하다 보면 서서히 긴장되고 뭉쳤던 곳이 풀리고, 약했던 곳은 강화되면서 척추가 바로 서는 변화가 나타날 수 있다. 꾸준한 노력으로 척추측만증을 수술 없이 극복한 예도 있고, 심지어는 사지가 뒤틀리는 뇌성마비 증세를 절운동으로 고친 사례도 있다.

■ 무릎과 발목 관절 강화

간혹 절운동을 하면 무릎에 무리가 간다고 말하는 사람이 있다.

운동을 안 하다가 처음 108배를 하면 무릎이 아프다고 하는 경우도 있다. 그동안 운동을 안 해 약하고 굳어 있던 관절과 근육이 갑자기 움직이는데 왜 안 아프겠는가. 장딴지가 아픈 사람도 있을 것이고, 발목이 욱신거리기도 할 것이다. 또 허벅지가 뻐근하게 뭉쳐서 걷기조차 힘든 사람도 있을 것이다. 혹은 이 모든 증세가 한꺼번에 나타는 사람도 있을 것이다. 하지만 어떤 운동이든 처음에는 다 마찬가지이다.

절을 시작하면 무릎이나 발목에서 삐걱거리는 소리가 나는 사람도 있다. 관절이 아주 약해져 있다는 증거이다. 이런 사람도 한두 주 계속 하다 보면 더 이상 소리가 나지 않고 관절이 부드러워지게 된다.

우리 몸은 자동차와 같다. 아무리 비싼 자동차라도 쓰지 않고 세워두면 얼마 못 가서 시동조차 걸리지 않게 된다. 자꾸 써야 부드러워진다.

물론 관절염이 워낙 심해서 붓고, 열이 나고, 물이 차 있는 경우는 오히려 피하는 것이 좋다. 하지만 만성적으로 무릎이나 발목이 아픈 경우라면, 그 통증 때문에 더 운동을 안 하게 된다. 그 결과 근육이 약해져 치료에 차도가 없거나 오히려 심해지는 경우가 많다.

이런 경우라면 절운동을 시작하는 것이 좋다. 천천히 시작해서 꾸준히 하다 보면 관절 주변에 붙어 있는 근육과 인대가 단련되어 관절이 튼튼해지는 효과를 얻을 수 있을 것이다.

■ 장운동 촉진

108배 절운동은 신체 수렴 효과가 뛰어나다. 이는 다른 운동에서는 좀처럼 찾아보기 힘든 효과이다.

물론 요가나 기체조, 선체조 등에서도 비슷한 효과가 나타나기도 한다. 하지만 절운동만큼 분명하게 나타나지는 않는 것 같다. 지속적인 굴신운동에서만 나타나는 독특한 장점이 아닐 수 없다.

허리와 배를 접었다 펴기를 반복하면, 위장·대장을 비롯한 뱃속에 있는 여러 장기가 자극을 받게 된다. 그 중에서도 위장은 외부에서 들어오는 음식물과 직접 접촉하는 일을 담당하면서, 가장 예민한 장기이다.

주인의 심리 상태에 따라 즉각적으로 반응한다. 특히 스트레스에는 매우 빠르게 반응해 금방 움직임을 멈추고, 경련을 일으키거나 염증을 일으키는 것 등으로 반응을 보인다.

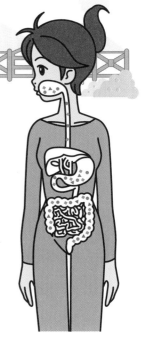

위장은 또 너무 열이 많아서 뜨거워도 안 되고, 반대로 차가워도 안 된다. 열이 많으면 식탐이 생겨서 살이 찌고, 열이 적으면 소화불량으로 신진대사가 원활하지 못하여 역시 살이 찌게 된다.

위장 운동이 약한데도 살이 찌는 이유는 담음痰飮 때문이다. 이 담음이라는 것은 수분대사가 안 좋고 비위가 허약할 때 생기는 노폐물의 일종인데, 원활한 신진대사를 방해하여 몸의 균형을 깨뜨린다. 몸에 이상이 생기면 영양분은 정상적으로 소모되지 않고 자꾸만 지방으로 축적되는 현상이 발생한다.

대장이 좋지 않아도 살이 찌는 경우가 많다. 비만 클리닉을 찾는 사람들 중에서 심한 변비가 있는 경우는 치료가 쉽지 않다. 숙변이 쌓이면 그 독소로 인해 건강 상태가 나빠지는 것은 물론이거니와 신진대사가 원활하지 못해 그 자체로 비만의 원인이 되기 때문이다.

하수도가 막혀 있으면 위에서 아무리 휘저어도 물이 내려가지 않는 것과 같다. 그래서 우선 장 청소를 하거나, 아니면 숙변을 빼내는 약재를 처방하게 된다.

이럴 때 위와 장을 직접적으로 자극하는 절운동은 큰 도움이 된다. 절을 하면 머리와 가슴의 화기火氣가 가라앉아 온도가 내려가는 것을 실험을 통해 확인할 수 있다. 더불어 눈에 띄게 마음이 평온해지고 안정된다. 이는 신체 상하上下의 찬 기운과 더운 기운이 서로 원활하게 소통되면서 생기는 현상이다. 스트레스는 해소되고, 자율신경이 균형을 잡게 되면서 예민한 위와 장이 다시 활발하게 활동함으로써 비만까지 해결할 수 있게 된다.

절은 유산소 운동 효과가 있어 체지방을 태우고, 말초 혈액 순환을 원활히 하여 소화에 도움을 주기도 한다. 이런 점에서 절은 참으로 여러 가지 면에서 우리의 위장관에 활력을 주는 운동이다.

■ 당뇨 증세 완화

절운동은 말초 조직의 혈류량을 증가시켜 당뇨에도 큰 도움이 된다. 인슐린의 감수성이 증대되어 적은 양의 인슐린으로도 효과적으로 혈당을 조절하게 하기 때문이다.

또한 체지방을 연소시키고 콜레스테롤과 중성지방을 낮추어주니 비만, 동맥경화 등의 질환 예방에도 도움이 된다.

보통 절을 시작해서 10분이 지나면 근육세포가 포도당을 이용하기 시작한다. 적어도 20분 후에는 혈당 수치가 내려가게 된다. 30분 후에는 지방세포를 태운다.

운동이라는 것이 한번에 원하는 결과를 가져다주지는 않는다. 하지만 절운동을 통해 좀더 빨리 당뇨병에서 벗어나고, 더불어 비만까지 해소하고 싶다면 20분에서 멈추지 말고 매일 30~40분 정도(108배 절운동 2~3세트)의 시간을 투자하면 원하는 만큼의 효과를 거둘 수 있을 것이다.

■ 자궁을 따뜻하게 한다

여성의 몸에서 가장 아래쪽에 자리한 기관은 자궁이다. 자궁은 아기가 들어서서 10개월 동안 자라게 될 소중한 보금자리이다. 그런데 따뜻해야 할 그곳이 하필이면 제일 아래에 위치해 있다.

다리 쪽의 냉기가 위로 올라오면서 제일 먼저 닿는 위치여서 차갑게 되기 쉽다. 무게 중심이 아래에 있어야 안정감이 있는 만큼 조물주로서도 어쩔 수 없는 일이었을 것이다.

대신, 여성들은 항상 이곳을 따뜻하게 해주어야 한다. 자궁이 차가우면 임신이 어려워진다. 요즘 불임 여성이 많은 이유는 늦은 결혼과 함께 미니스커트도 한 몫을 한다. 예쁘게 보이기 위해 입는 짧은 치마가 불임의 큰 원인이 되고 있다. 추운 날씨에도 미니스커트를 고수하는 젊은 여성들을 보면 걱정이 앞선다. 자궁 냉증으로 생리 불순, 생리통, 불임으로 연결되는 경우가 많기 때문이다.

건강한 신체라면 별 문제가 없다. 머리와 가슴의 열이 자꾸 아래로 내려가면서 복부의 장기와 자궁을 데워주기 때문이다. 하지만 건강하지 못한 사람은 기의 흐름이 막혀서 화기火氣는 화기대로 위에만 머물러 있고, 냉기는 냉기대로 아래에서 움직이지 않게 된다. 이런 몸에서는 자궁이 차가울 수밖에 없다.

자궁을 따뜻하게 하는 데에는 절운동만 한 것을 찾기 어렵다. 절을 하면 머리와 가슴의 열이 발가락까지 빠르게 내려간다. 이는 필자의 병원에서 직접 실험을 통해 얻은 결과이기도 하다.

이런 점에서, 결혼을 앞두고 있는 여성이라면 지금부터라도 절운동을 시작해보기를 권한다. 드레스를 입을 때 맵시 나는 몸매도 덤으로 살리고, 변비도 없애서 고운 피부까지 만들어주니 이보다 더 좋은 운동이 어디 있겠는가.

건강한 몸이야말로 진정 값비싼 필수 혼수품일 것이다.

■ 울화를 다스린다

우리 몸의 위쪽에 화기火氣가 있다고 했는데, 그 경계선은 가슴까지로 잡는다. 가슴 아래는 냉기 구역이다. 수승화강을 통해 뱃속의 장기는 따뜻해야 좋고, 가슴 윗부분은 식혀주어야 한다.

양 유두 사이, 가슴 한가운데에 전중혈이 자리 잡고 있는데, 적외선체열측정 카메라로 촬영해보면 이 지점의 온도를 측정할 수 있다. 전중혈이 높은 온도로 나타나면 문제가 있다. 한의학적으로는 울화증의 지표로 삼을 정도이다.

지금 손가락으로 자신의 가슴 한가운데 가슴뼈 윗부분을 눌러보자. 통증이 심하거나 뭔가 뭉친 것이 잡힌다면 화기가 가슴과 머리를 공격하고 있는 것이다.

화병, 두통, 가슴 통증, 어깨 통증 등 가슴 윗부분에서 생기는 질환은 보통 화기를 내려주는 것만으로도 풀어지는 경우가 태반이다.

절을 하면 자연히 전중혈의 온도가 내려간다. 적외선 촬영을 하지 않아도 몸으로 직접 느낄 수 있다. 머리가 맑아지고 두통, 어깨 뭉침, 스트레스를 일으키는 잡념이 사라지는 효과로 나타나기 때문이다.

■ 머리가 좋아진다

주의가 산만해 공부를 못하는 아이가 있다면 108배를 시켜보자. 나이가 들면서 기억력이 떨어져 치매가 은근히 걱정된다면 108배를 시작해 보자. 우리의 두뇌에는 108배만 한 보약이 없다.

한의학에서 "두자제양지회頭者諸陽之會"라는 말이 있다. 머리는 인체에서 양기가 가장 충실하게 모인 곳이라는 뜻이다.

그 자체에 양기가 많기 때문에 적절히 식혀주지 않으면 우리의 머리는 찜통이 되어 문제가 발생되게 된다. 앞서 말한 것처럼 컴퓨터를 가동시키는데 CPU의 냉각장치가 고장 나면 곧 컴퓨터는 다운될 것이다. 찜질방에서 머리까지 뜨겁게 지지다가는 두통이 발생하기 십상인 것과 같은 이치이다. 인체 상부에서 화기를 아래로 내려주는 것은 뇌의 환경을 보다 편안하게 해주는 것이라 할 수 있다.

또한 뇌의 기능은 척추의 상태에 영향을 받을 수 있다. 뇌는 두개골에 둘러싸여 있고, 두개골은 아래 경추에 연결되어 있다. 경추, 흉추, 요추, 천골은 서로 기차처럼 연결되어 있으며, 이 연결을 따라 이어진 뇌척추관 속으로 뇌척수액(뇌척수를 싸고 있는 연막과 지주막 사이에 있는 지주막 하강 및 뇌실을 채우고 있는 액체)이 순환하게 된다. 그러므로 머리부터 척추를 전체적으로 율동감 있게 자극하고 균형 잡히게 하는 절운동을 장기적으로 시행하게 되면 뇌의 기능에도 영향을 미칠 수 있다고 본다.

절운동을 한 뒤에 적외선 촬영을 하면 머리의 온도가 내려간 것을 확인할 수 있다. 또한 fMRI 촬영을 해보면 이성적 판단을 주관하는 전두엽이 뚜렷하게 활성화되는 것을 확인할 수 있다.

한의학에서 머리를 좋게 하는 치료는 크게 두 가지 면에서 고려해볼 수 있다. 첫째는 뇌 기능을 돕는 물질을 보강하는 것이다. 한의학의 고서 『황제내경』에 의하면 "뇌위수해腦爲髓海(뇌는 골수의 바다)"라는 말이 있다. 골수骨髓는 뇌腦에 속하고, 위로는 뇌에서부터 아래로 미골에 이르기까지 모두 정수精髓가 오르내린다고 설명하고 있다.

골수의 개념을 한의학에서는 정精이라는 보다 포괄적인 범위에서 파악하는데, 이 정수精髓가 충만해야 뇌의 기능이 좋아질 수 있다. 따라서 정수를 보하는 치료약을 쓰고, 호두, 잣, 검은 콩, 등푸른 생선과 같은 보정補精의 효과가 있는 음식을 권한다.

두 번째는 뇌로의 순환을 증진시키는 것이다. 뇌는 우리 몸에서 컴퓨터의 CPU와 하드디스크를 겸하는 메인 센터이지만, 오장육부를 기준으로 본다면 팔다리처럼 체간에 달려 있는 가지에 위치하고 있다. 따라서 손발에 말초 혈액 순환 장애가 생기듯, 머리도 혈액 순환 장애에 시달릴 수 있다.

머리의 순환을 개선시키기 위해서는 머리만 주무른다고 해결되는 것이 아니다. 그 가지에 해당되는 목과 어깨의 막힘을 풀어주어야 한다. 경추頸椎의 긴장과 비틀림을 바로잡아주고 뭉친 어깨와 목 근육을 이완시켜 주는 것이 중요하다. 경추를 바로잡기 위해서는 아래로 기차처럼 연결되어 있는 흉추, 요추, 천골, 미골의 상태를 함께 조절해야 한다〈그림 3〉.

절운동을 하는 모습을 옆에서 보면 끊임없이, 그리고 부드럽게 머리에서 꼬리뼈까지, 척추 전체를 굴곡, 신전하는 운동이다. 당연히 척추를 일정하게 자극하게 되고, 그 척추에 붙어 있는 근육도 서서히 균형을 찾게 된다. 척추 속을 흐르는 뇌척수

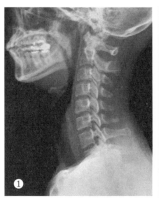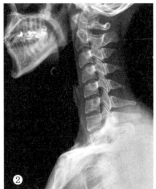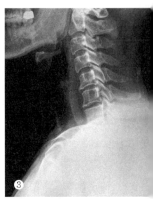

〈그림 3〉
❶ 정상 경추만곡 ❷ 이상 경추만곡 – 후만곡증 ❸ 이상 경추만곡 – 곧게 펴진 경추(straightening)

액의 흐름이 원활해지고, 머리로 올라가는 혈관 소통이 좋아지면서 혈류 순환이 개선되면 산소 공급이 잘되면서 머리가 좋아질 수 있다.

여기에 덧붙여서 마음을 정화시키는 효과가 겸해지니 자연스레 집중력도 높아질 수밖에 없다.

05 108배로 해결하는 비만

　한의학적으로 살이 찌는 원인은 간단하게 input과 output의 부조화라고 이야기할 수 있겠다. 즉 들어오고 나가는 것의 양이 서로 맞지 않다는 뜻이다. 너무 많이 들어오면 당연히 살이 찔 수밖에 없다. 많이 들어오지는 않는데 나가는 것이 별로 없어도 살이 찌기는 마찬가지이다. 남는 에너지가 몸 어딘가에 축적이 되기 때문이다.

　input이 많아서 살이 찌는 것은 과식과 스트레스 때문이고, output이 적어서 살이 찌는 경우는 운동 부족, 양기 부족, 해독과 배설 기능의 약화 때문이다.

■ 스트레스
　비만의 가장 보편적인 원인은 스트레스이다.

물론 살이 찌는 원인은 여러 가지가 있을 수 있다. 그러나 그 중에서도 가장 중요한 원인은 역시 스트레스이다. 현대인에게 있어서 스트레스처럼 몹쓸 것도 없다. 대개 스트레스가 쌓이면 많이 먹게 된다. 스트레스가 자꾸 먹으라고 충동질을 하는 것이다.

주체할 수 없이 많은 살을 짊어지고 병원을 찾는 사람에게 "스트레스가 많으신가요?"라고 물어보면, 백이면 백 모두 "맞아요!"라며 기다렸다는 듯이 맞장구를 친다. 그러면서 자신을 억누르며 괴롭히고 있는 무언가에 대해 하소연을 한다.

스트레스는 일종의 정신적 과식, 혹은 정신적 소화불량이다. 현대인들은 하루하루 고되고 바쁜 생활 가운데 수없이 많은 자극을 받게 된다. 이 외부에서 들어오는 자극 중에서 버릴 것은 버리고, 잊어버릴 것은 잊어버리고, 외면할 것은 외면하며 정리를 해야 한다. 그런데 문제는 이것이 뜻대로 되지 않는다는 것이다.

일 자체만으로도 버거운데, 직장 상사에게는 부하 직원으로서, 부하 직원에게는 상사로서의 기대치에 맞추기 위해 늘 힘겹다. 가정에 돌아와서도 아내로서, 엄마로서, 며느리로서, 혹은 남편으로서, 아버지로서 기대되는 책무가 한두 가지가 아니다.

숱한 기대치에서 조금만 어긋나도 마음은 불편해진다. 서로

가 서로에게 매일 크고 작은 생채기들을 만들게 된다. 완벽한 인간이 아닌 이상 어쩔 수 없는 일이다.

크고 작은 스트레스는 늘 우리를 붙잡고 괴롭힌다. 쉽게 털어 내지 못하는 이 같은 고민거리들이 가슴 한켠을 움켜쥐고 놓질 않는다. 이런 상태가 계속 반복되면 기氣의 순환이 안 되고 자꾸 응어리져서 울증鬱證이 된다.

우리 몸은 참으로 신비로워서 스트레스를 받으면 그 즉시 비상벨이 울리고 요란하게 빨간 불이 반짝인다. 즉 비상시국으로 받아들여 곧바로 비상 사태에 돌입한다.

꽤 오래전, 전쟁이 날지도 모른다는 소문이 퍼지면서 전국이 들썩거린 적이 있다. 이때 슈퍼마켓에 있는 라면이란 라면은 며칠 새에 금방 동이 나버렸다. 너나 할것 없이 사재기에 생수도 바닥이 나고, 은행에서는 예금을 찾는 사람으로 줄이 길게 이어졌다. 만일의 사태에 대비하기 위해서이다. 금값도 천정부지로 뛰어올랐다.

스트레스 경보가 울리면 우리 몸도 즉시 이처럼 움직인다. 비상 모드로 들어가서 에너지 사재기에 돌입하는 것이다. 최대한 많은 에너지를 비축하기 위해 체지방을 축적하기 시작한다. 체지방이야말로 가장 효율적인 에너지 형태이기 때문이다.

동물도 마찬가지이다. 여름이 가고 가을이 오면 차가워진 공기가 동물과 식물 모두에게 자극을 준다. 허겁지겁 먹게 만들어서 곧 들이닥칠 겨울에 대비하게 한다. 겨울 동안 먹을 것을 구하기 어려울 것에 대비해 최대한 몸 안에 저장을 해두어야 하기 때문이다.

의학적으로 보면 스트레스는 몸 안의 호르몬 분비에 자극을 주어 변화를 일으킨다.

대표적인 스트레스 호르몬은 코르티솔이다. 이 코르티솔이 식욕을 일으키는 역할을 한다. 먹는 것만 보면 못 참게 만들고, 방금 먹었어도 또 먹고 싶게 만든다. 또, 일단 먹으면 즉시 체지방으로 바꾸어서 복부에 든든하게 저장하도록 만든다. 복부에 많은 체지방을 비축하고 다니는 사람들 대부분은 이 스트레스의 장난에 말려든 것이라 해도 과언이 아니다.

체지방이 어느 정도 쌓이면 기혈氣血 순환의 정체가 시작된다. 그러면 몸 안의 노폐물이 빠져나가지 못해 서서히 체내에 쌓이게 된다. 이 때문에 다시 비만을 부르는 악순환이 계속되는 것이다.

스트레스를 안 받을 수는 없다. 중요한 것은 매일같이 생겨나는 크고 작은 스트레스를 어떻게 해소할 것인가 그 방법을 찾는 것이다. 여러 가지 방법이 있겠지만 무엇보다 운동이 큰 도움이 된다. 특히 108배 절운동은 그 자체로 운동의 효과를 보이면서,

정신적 과식이라 불리는 스트레스를 근본적으로 차단하므로 더할 나위 없이 좋은 운동이다.

마음을 낮추고 욕심을 버리면 스트레스가 침범할 여지가 사라지게 된다. 정성을 다해 몸과 마음을 엎드리는 동안 자신을 괴롭히고 있는 것이 바로 욕심 덩어리였다는 것을 깨닫게 되면서 자연스럽게 마음의 평안을 찾게 된다.

■ 과잉 섭취

지나치게 많이 먹으면 살이 찌는 것은 당연하다. 양이 많지 않더라도 고칼로리 음식을 섭취하면 역시 남는 에너지가 체지방으로 쌓인다. 생활의 여유가 생긴 오늘날에는 식생활의 질이 높아져 많이 먹지 않고도 고칼로리로 인한 비만이 되는 경우가 흔히 있다.

'식신食神'이란 말이 유행하고 있는 요즘, 정말로 먹는 것이 낙인 사람들이 있다. 천성적으로 식탐이 많은 경우도 있지만 위장에 열이 있으면 식욕을 잘 절제하지 못한다. 당뇨 등의 질환으로 조절이 안 되는 경우도 있다. 이런 경우는 급하게 먹고, 끝까지 남아서 먹고, 먹고 난 자리는 설거지가 필요 없을 정도로 깨끗하다.

물만 먹어도 살이 찐다고 하소연하는 사람이 가끔 있는데, 대개는 거짓말이다. 어디까지나 개인적인 생각일 뿐, 실제 생활을 들여다보면 다 그만한 이유가 있다. 이런 사람들은 대개 식사량은 적더라도 식사 시간 외의 군것질을 계산에 넣지 않는다.

어쨌거나 단순한 식탐 때문이 아니라면, 자꾸만 뭔가 먹게 만들거나, 한 번 먹으면 멈추지 못하게 만드는 원인부터 찾아서 제거해야 살과의 전쟁에서 해방될 수 있다.

앞에서 말한 것처럼, 절운동은 위장의 열을 내려주어 식욕을 억제하는 효과가 있다. 또한 당뇨 때문에 식욕 조절이 안 되는 경우도 108배가 당뇨 증세를 완화해주므로 식욕을 근본적으로 줄이는 효과가 있다.

몸 안의 오장육부가 제자리를 잡고 균형을 가지게끔 수렴하는 데는 절운동만 한 것이 없다.

■ 운동 부족

살이 찌는 사람 중에는 실제로 식사량이 적은 경우도 있다. 나가는 것output이 적어서 생기는 비만이다.

필자가 직접 만나본 환자 중에는 하루 세 끼 규칙적인 식사를 하면서 한 끼 양이 밥 반 공기에 불과한 이도 있었다. 반찬을 특별히 더 챙겨먹는 것도 아니고, 간식 섭취가 많지도 않았다.

이런 비만 형태는 대개 다음과 같은 세 가지 경우에 해당되기 쉽다. 첫째는 운동 부족이 이유이고, 둘째는 해독과 배설 기능이 약화된 경우이다. 셋째는 양기가 부족한 경우이다. 운동 부족이 원인이라면 더 설명할 것도 없겠다.

요즘은 하루 종일 컴퓨터 앞에만 앉아 있으면서 운동이라고는 숨쉬기 운동과 키보드 두드리는 손가락 운동밖에 안 하는 사람들이 너무 많다. 이들 중에는 심지어 먹는 것도 귀찮아서 누군가 식탁으로 끌어다 앉혀야만 겨우 몇 숟가락 뜨는 둥 마는 둥 하는 사람도 있다. 그런데도 살은 안 빠진다.

우리 몸에 들어온 에너지는 기초대사에서 일부 소모되고, 나머지는 활동대사에서 소모된다. 기초대사는 숨을 쉬거나 심장을 뛰게 하는 기초적인 것이므로 죽기 전까지는 멈추는 일이 없다. 그러나 활동대사는 사람에 따라 얼마든지 멈추게 할 수도 있다. 동굴 속에 들어가서 겨울잠을 자는 곰처럼 말이다.

하루 종일 꼼짝도 안 하고 컴퓨터 앞에만 앉아 있으면 활동대사량이 너무 적어서 여러 가지 문제가 야기된다.

이 같은 시간이 오래 지속되면 근육량이 점차 줄어들게 되어 조금만 움직여도 피곤을 느끼게 된다. 그러다 보면 더 안 움직이게 되고, 그럴수록 자꾸만 더 활동대사량이 줄어드는 악순환의 함정에 빠지는 것이다.

일단 이 덫에 걸려들게 되면 몸에서 에너지를 연소하는 기능이 약화되어 결국은 기초대사량까지 저하되는 현상이 나타나게 된다. 살아 있기는 하지만 병자 같은 허약한 모습이다.

이상한 것은 그런데도 살은 빠지지 않는다는 것이다. 적게 먹지만 소모하는 기능이 허약해져서 그것만 먹어도 남는 게 있다는 뜻이다. 이런 사람에게는 어떤 약도 효과가 없다. 그야말로 백약이 무효한 경우라고 할 수 있다. 운동만이 살 길이다. 굶거나 식욕억제약에만 의존해서는 살을 빼기가 어렵다.

아무리 운동을 싫어하는 사람도 큰마음 먹고 시작하면 스스로도 몸에서 일어나는 변화에 놀라게 될 것이다. 운동은 이 세상의 어떤 약보다 좋은 약이며, 어떤 비만 치료법보다 좋은 치료법이다.

갑작스레 무리하게 하는 것은 오히려 해로울 수 있으므로 낮은 강도의 유산소 운동부터 시작한다. 특히 108배 절운동은 약해진 장기를 안에서부터 수렴하는 효과까지 있어 더욱 유익한 운동이라 하겠다.

■ 해독과 배설 기능의 약화

한의학에서는 우리 몸의 해독과 배설 기능을 담당하는 장부의 기능이 약화되어도 살이 찔 수 있다고 본다.

쉽게 말하면 하수도 시설에 문제가 생긴 경우이다. 자동차에 비교하자면 배기 가스가 잘 배출이 안 되는 경우이다. 우리가 섭취한 음식물은 허파를 통해 들어온 산소와 만나 에너지가 되는데, 이때 생긴 불필요한 것들은 몸 밖으로 배출해야 한다. 그런데 이 배출 기능이 약해지면 섭취한 음식물이 제때 처리되지 않아 결국 몸 어딘가에 남아 있게 된다.

해독과 배설 기능을 담당하는 장부는 간, 신장, 방광, 대장 등이다. 간은 대표적인 해독 기관이다. 간 기능에 만성적으로 이상이 생기면 해독 역할을 제대로 수행하지 못해서 체내의 노폐물이 걸러지지 못하게 된다.

이렇게 걸러지지 않는 노폐물들은 우리 몸의 어딘가에 쌓이게 되고 혈류와 기의 흐름을 막는 부작용을 일으킨다. 늘 그렇듯이, 체내의 흐름에 이상이 생기면 에너지가 남게 되고, 남는 것은 결국 살이 된다.

간은 그 자체의 병적인 요인에 의해 그 기능이 약화되기도 하지만 스트레스와 음주, 혹은 과로 같은 요인에 의해서도 자주 기능이 떨어진다. 음주와 과로가 몸에 해로운 것이야 두말 할 필요도 없겠고, 스트레스에 시달리는 사람들은 간을 돌보는 일에 특별히 신경 써야 한다.

신장과 방광이 약해진 사람도 수독水毒이 쌓여서 살이 찔 수 있다. 소변이 원활하지 못하면 간에서 노폐물을 잘 걸러냈다고 하더라도 이의 배출이 제대로 이루어지지 않기 때문이다. 어쨌든 우리 몸은 뭔가가 막힐 때마다 살이 찐다고 보면 된다.

대장도 마찬가지이다. 대장의 활동이 경쾌하지 못하면 몸 안에 숙변이 남게 되고, 몸 안의 신진대사가 제 속도를 내지 못하게 된다. 많은 여성들이 익히 알고 있는 사실이겠지만 만성 변비로 고생하는 이들은 살이 빠지지 않을 뿐 아니라 피부색까지 탁해진다.

특히 108배 절운동은 대장 운동에 탁월한 효과를 보인다. 108배를 하다 보면 저절로 방귀가 나오는 경우가 흔하다. 20분 동안 허리를 굽혔다가 펴는 동작은 자연스레 대장을 운동시키기 때문이다. 그러므로 스님들은 가스가 나올 때는 참지 않는 것이 좋다고 말한다.

절을 할 때는 마음속으로 내 간과 장에 사과를 하자! 혹사시켜 미안하다고 마음으로 쓰다듬어 주자.

■ 양기 부족

많이 먹지 않는데도 살이 찐다는 사람 중에는 소화가 잘 안되고 몸이 차가운 냉증 증세를 보이는 경우가 많다. 살이 찐다는 느낌보다는 붓는 것 같은 느낌이 들게 된다. 한의학적으로는 양기가 부족해서 나타나는 증세로 풀이한다.

양기가 부족하면 몸에 냉증이 나타난다. 몸이 차서 신진대사가 매우 느리게 진행된다. 마치 한겨울에 보일러가 고장 난 것처럼 몸이 냉골이 되는 것이다. 건강한 사람이라도 이렇게 추운 방에서는 제대로 기력을 펼 수가 없다. 보일러가 다시 가동될 때까지는 몸이 움츠러들어 움직이는 것조차 싫어진다.

정상적인 몸에서는 양기가 활발하게 활동하여 섭취한 음식물을 태워 에너지를 얻고, 이 에너지를 이용해 또다시 활발하게 활동을 한다. 그러나 양기가 부족한 몸에서는 가장 먼저 위장이 소극적으로 변한다. 위장의 움직임이 둔해져서 소화기의 능력이 크게 떨어진다. 항상 소화불량에 시달리게 되는 것이다. 특히 소화가 잘 안 되는 밀가루 음식 같은 것을 먹으면 곧바로 체하는 경우가 많다.

이런 경우 차가운 음식은 더욱 해롭다. 그러지 않아도 양기가 부족한 판인데 차가운 음식은 위장의 양기를 더욱 빼앗아가기 때문이다.

앞에서 위장에 열이 많으면 살이 찐다고 했지만 이번엔 그 반대의 경우가 되겠다. 위장이 차서 문제가 생기는 것이다. 하지만 결과는 같다. 위장에 열이 많으면 살이 찌는 것처럼, 반대로 위장에 냉증이 있어도 살이 찌는 것이다.

양기가 부족해, 특히 위장에 냉증이 있으면 체내에 담음痰飮

이라는 노폐물이 생성된다. 이것은 몸, 특히 하체를 붓게 하고 결국에는 실로 변하게 한다. 양기의 부족은 신장에도 좋지 않은 영향을 미친다. 신장의 양기가 떨어진 것은 우리 몸의 보일러 시스템이 고장 난 것에 비유될 수 있다. 몸이 차가워지면 신진 대사가 느려지면서 배설 기능이 약해져 살이 찌게 된다. 한편 차가워진 우리 몸은 보온을 위해 옷을 끼어 입듯이 체지방을 축적하게 된다.

이렇듯 우리 몸은 참으로 신비로워서 몸 안에 열이 너무 많아도, 반대로 너무 적어서 차가워도 문제가 발생한다. 상체의 열과 하체의 차가운 기운이 끊임없이 순환되어야만 한다.

그야말로 우리 몸은 작은 우주와 같다. 마치 바다에서 수증기가 올라가서 구름이 되고, 이 구름이 비가 되어 땅의 열기를 식혀주듯이, 우리 몸의 양기와 음기도 이처럼 쉼없이 순환되어야 한다. 어떤 원인으로든 그 순환을 막거나 지체시키면 우리 몸은 살이 찌거나 마르는 것으로 이상 신호를 보내온다.

미리 예방하는 것이 제일이다. 하지만 바쁘게 살다 보면 제 몸이라 해서 그리 신경 써줄 여유가 없는 것도 사실이다. 그러나 적어도 몸이 이상 신호를 보내올 정도면 그때부터라도 관심을 가져 주어야 한다. 가장 바람직한 것은 무조건 약이나 의사에게만 의존하기보다는 스스로 몸이 좋아하는 운동을 해주는 것이다.

그 운동의 근본은 몸 안의 양기와 음기가 잘 순환되도록 하는 기체조, 요가 그리고 그것들 모두의 축소판이라 할 수 있는 절 운동이다.

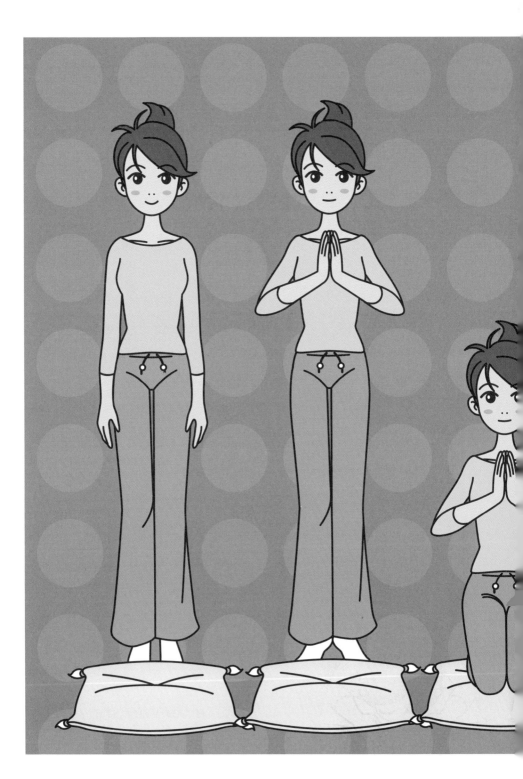

2장
108배 절운동
따라하기

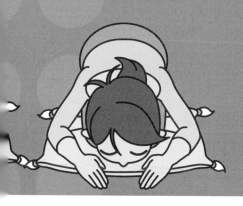

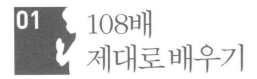

108배
제대로 배우기

■ **108배 절운동의 시작**

언제 어디서든 OK

108배 절운동은 장소에 구애받지 않고 언제든 할 수 있다는 것이 가장 큰 매력이다. 아침에도 좋고, 저녁에도 좋다. 점심 식사 후에 남는 시간이나 짜투리 시간을 이용해도 좋다.

장소도 마찬가지이다. 조용한 방에서 혼자 해도 좋고, 거실에서 온 가족이 함께 해도 좋다. 산책삼아 가까운 산에 있는 절을 찾는 것도 좋다. 남의 시선을 의식하지 않을 자신이 있다면 조용한 공원에서 시도할 수도 있다.

절운동은 어느 누구를 위해서도 아닌 바로 나 자신을 위해 몸과 마음을 수련하는 행위이다. 어느 스님의 말처럼 가식의 자아가 진정한 자아를 향해 올리는 절이어도 좋고, 혹은 자기가 믿는 신을 향해, 혹은 가족 사진을 걸어놓고 해도 좋다. 어떤 이는 손자 손녀와 마주보고 항상 108배를 한다고 한다. 손자 손녀는 할머니를 향해, 그리고 할머니는 손자 손녀를 향해 자신을 낮추는 절을 올린다는 것이다.

다시 말하지만 절은 불가에서만 하는 행위가 아니다. 우리 민족은 오랜 세월 절을 생활화하여 지금까지 행해오고 있다. 지구촌 곳곳에서도 비슷한 행위를 찾을 수 있고, 동물의 세계에서도 찾을 수 있는 자연스러운 행동이다.

'108'이라는 숫자가 불교적이어서 마음에 걸리는 사람이 있다면 경산의 신부님처럼 109배를 하는 것도 나쁘지 않다. 100번이나 50번만 할 수도 있다. 숫자에 매이고 싶지 않다면 20분 정도 시간을 정해놓고 할 수도 있다.

잠들기 1~2시간 전에

하루 중에서 특별히 좋은 시간을 꼽으라면 아무래도 일과가 시작되기 전인 아침 이른 시간, 또는 일과가 끝난 뒤인 저녁 늦은 시간이 가장 적당할 것이다.

대개 사람들은 운동을 이른 새벽에 하는 경우가 많다. 하지만 한의사인 필자로서는 별로 권유하고 싶지 않은 시간이다. 잠에서 일어난 직후에는 아무래도 몸이 많이 굳어 있는 상태이다. 이런 상태에서는 잘못하면 몸에 무리가 올 수 있다.

특히 추운 겨울 새벽에는 운동을 삼가야 한다. 잠에서 깨어난 지 얼마 안 되어 몸이 굳어 있는 데다가 추워서 더 움츠러들기 때문에 작은 동작에도 무리가 가기 십상이다. 겨울이면 땅이 얼어 미끄러지기도 쉬워 더 위험하다.

하지만 절운동은 한겨울 새벽에 해도 전혀 무리가 없다. 따뜻한 집안에서도 할 수 있으며, 저강도 운동이어서 잠이 깬 직후에 해도 부담이 없다. 오히려 맨손 체조처럼 몸 근육을 풀어주는 효과도 얻을 수 있다.

또, 아무리 집안이라 하더라도 잠에서 깬 직후에는 체온이 많이 내려가 있는 상태인데, 108배를 하고 나면 볼이 상기될 정도로 적당히 체온을 올려주는 역할까지 기대할 수 있어, 보다 활기차게 하루를 시작할 수 있다.

그래도 108배를 하기에 가장 좋은 시간을 꼽으라면 역시 저녁이다. 하루의 일과를 모두 끝내고서 잠들기 1~2시간 전에 하는 것이 가장 좋다.

잠자리에 들면 그날 있었던 일 중에서 여러 가지가 떠오른다. 좋은 일도 있지만 대개는 꺼림칙하게 마음에 걸리는 일들이 주로 떠오를 것이다. 근심거리, 걱정거리, 풀리지 않는 숙제와 화를 돋우는 일들 때문에 쉽게 잠을 이룰 수 없을 때가 많다. 이런 마음 상태로는 숙면을 취하기도 어렵다. 그리고 다음날 아침에 일어나도 몸이 개운하지가 않다. 그런 점에서 잠들기 전에 시도해보자.

108배는 육체적인 운동이기도 하지만, 한편으로는 자신을 낮추고 상대를 포용하는 정신적인 수련 동작이기도 하다. 엎드리는 동작을 취하는 동안 마음을 누르고 있던 고통스런 짐으로부터 벗어나게 된다. 마음을 낮춤으로써 상대를 이해하게 되고, 욕심의 보잘것없음을 깨닫게 된다. 상대의 고통도 끌어안고, 모든 것을 용서하고 자신마저도 용서하면 마음이 편안해진다.

결국 108배를 한 후에는 모든 스트레스에서 벗어나 숙면을 취하게 된다. 적당한 강도의 육체운동으로 인해 더욱 단잠을 잘 수 있다. 이런 달콤한 잠은 오래 자지 않아도 몸을 가뿐하게 만든다.

긴 바지, 긴팔 차림에 방석은 필수

108배 절운동을 할 때 필요한 것은 방석 하나뿐이다. 방석 없이 딱딱한 바닥에서 절을 하면 무릎이 몹시 아프다. 그러므로 방석은 다소 푹신한 것으로 준비한다.

크기는 보통 방석 2장을 붙여놓은 정도면 적당하다. 사찰 용품을 파는 가게에서는 대략 70cm~90cm 정도 되는 제품을 구입할 수 있다. 그냥 얇은 담요를 적당하게 접어서 사용할 수도 있다.

옷차림은 가급적이면 긴 바지와 긴 팔 차림으로 한다. 더운 여름이라면 할 수 없지만, 그리 덥지 않다면 역시 긴 옷이 좋다. 무릎과 팔꿈치가 계속 바닥에 닿기 때문에 긴 옷을 입지 않으면 방석에 땀이 묻게 된다. 또, 얼굴이 닿는 부분에는 얼굴의 땀을 빨아들일 수 있도록 수건을 받쳐놓으면 좋다.

마지막 필수품은 양말이다. 양말을 신지 않으면 발이 고생을 한다. 절을 할 때는 방석 위에 올라서서 하는 것이 아니다. 방석을 앞에 두고 방석 바깥에서 한다. 무릎부터 팔꿈치와 손바닥, 얼굴은 모두 방석에 닿지만 발은 그렇지 않다. 맨발로 바닥에 섰다가 발가락을 구부리고 펴는 동작을 계속하게 된다. 양말을 신지 않으면 바닥과의 마찰로 발이 몹시 피곤해진다.

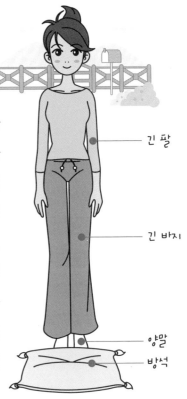

긴 팔

긴 바지

양말
방석

주변을 조용하게 한다

108배 절운동을 하는 가장 큰 목적은 아무래도 신체의 수렴 효과를 얻는 것이다. 그러나 기왕에 하는 것이라면 명상 효과도 꼭 잊지 말고 챙겨야 한다. 절운동은 더할 나위 없이 좋은 명상 수행법이라는 것을 염두에 두고 수행 시간과 장소는 조용한 곳 으로 선택하자.

정면에 마주보게 되는 벽에는 가능하면 아무것도 안 걸려 있 는 것이 좋다. 개인의 종교에 따라 절대적인 대상의 사진이나 물건을 앞에 둘 수도 있고, 예전에 우리 할머니 세대가 그랬던 것처럼 깨끗한 물 한 그릇을 떠놓아도 좋다.

절을 하기 전에는 창문을 열어 환기를 시키는 것이 좋다. 유 산소 운동인 만큼 많은 양의 산소가 필요하기 때문이다. 환기를 한 다음에는 다시 창문을 모두 닫고 조용한 상태에서 절을 시작 한다.

다이어트가 중요한 목적이라면 땀복을 입고 시작하는 것도 권할 만하다. 절을 하면 땀이 많이 흐른다. 몸 상태에 따라 땀이 많이 나는 곳이 제각기 다르지만 대개는 이마부터 땀방울이 맺 히기 시작해 등줄기를 타고 하체로 내려온다. 종아리를 거쳐서 양말을 신은 발바닥에까지 촉촉하게 땀이 나는 것이 느껴지면 머리의 화기가 발끝까지 잘 내려오고 있다고 보아도 좋다.

이때 흘리는 땀에는 신체의 온갖 독소가 녹아 있다. 108배 절운동을 오래전부터 일반인들에게 전파하고 있는 청견 스님의 말에 의하면 술독과 육고기의 냄새, 독한 약 성분도 땀으로 배출되는 것을 수없이 보아왔다고 한다.

술독은 주로 이마에서 제일 먼저 땀으로 배출되면서 냄새를 풍긴다. 육고기를 먹은 하루쯤 뒤에는 겨드랑이와 가슴에서 냄새가 풍겨 나오며, 약을 먹은 사람에게서는 전신에서 약 기운이 스며나온다고 한다.

우리의 몸 구석구석에는 살아오면서 배출하지 못하고 쌓아둔 온갖 독소가 쌓여 있다. 그 중에서도 땀구멍과 가장 가까운 피부의 독소가 먼저 빠져나온다. 그래서인지 절운동을 시작한 지 1주일이면 대부분의 여성들이 피부가 맑아진 느낌이 든다고 말한다.

한 달 정도면 피부가 놀랄 만큼 혈색을 되찾게 된다. 여승들의 피부가 왜 한결같이 고운지 짐작이 갈 것이다. 절운동을 장기적으로 하면 할수록 몸속 깊은 곳에 숨어 있던 독소까지 배출된다.

피부는 혈액 순환이 원활해지면서 자연스럽게 각질의 생성과 탈락 주기를 회복하고 활력을 찾게 된다. 만일 강도를 높여서 하루에 3회 정도 108배 절운동을 한다면 1주일이면 벌써 이 단계를 경험할 수 있게 된다. 그 다음은 피부를 벗어나서 더 깊숙한 곳이 청소되기 시작한다.

■ 몸도 엄살을 부린다

그러나 이 시기가 되면 한편으로는 이제 그만 쉬고 싶다는 게으름이 슬슬 고개를 든다.

무슨 일이든 그렇다. 같은 일과가 반복되면 지루해지고, 시선이 자꾸 다른 곳으로 옮아가는 것이 사람의 생태이다.

한 번 108배를 하는 동안에도 고비가 있다. 70번이나 80번쯤 절을 반복하면 슬슬 몸이 딴청을 피우려고 한다. 사람의 몸은 피곤해지는 것을 몹시 싫어한다.

문제는 몸이 엄살을 부린다는 것이다. 괜스레 어딘가 아픈 것 같고, 혹은 오늘은 너무 피곤해서 몸이 무겁다는 느낌이 든다. 그마저 안 통하면 통증이 좀더 심해지거나, 다른 부분으로 통증이 옮아가기도 한다. 여간 잔머리를 쓰는 것이 아니다.

머릿속에서도 온갖 핑계를 다 만든다. 고혈압이 있는 사람은 이러다가 혹시 혈압이 더 올라가서 쓰러질지 모른다고 겁을 먹기도 하고, 관절이 문제인 사람은 관절이 아예 못쓰게 되는 상상을 하기도 한다.

이 같은 현상은 오랫동안 쉬지 않고 절 수행을 해온 스님들이라 해도 다르지 않다고 한다. 1천배를 하는 사람은 700배 정도에서, 3천배를 하는 사람은 2천배 정도에서 꼭 한두 번쯤은 그만두고 싶다는 퇴굴심과 싸워야 한다는 것이다. 마라톤 선수에게 30킬로미터 지점에서 어김없이 고비가 찾아오는 것과 같다.

정신적으로 견디는 것 외에는 달리 방법이 없다. 왜 절운동을 시작하게 되었는지 다시 한 번 생각해보자. 앞에 가족 사진이 걸려 있다면 가족들의 얼굴을 다시 한 번 보자. 뚱뚱하다고 놀림을 받았던 기억을 떠올려보자. 그리고 스님들조차 이 같은 고비를 반드시 겪는다는 것을 기억하자.

■ 절이 안 되는 날은 몸 어딘가가 이상이 있다는 신호

절을 처음 할 때는 잘되지 않는다. 처음부터 잘하려고 욕심 부리지 말고 한 동작 한 동작을 차근차근 따라한다는 자세로 임하자. 무슨 운동이든지 기본 동작이 제일 중요하다. 하물며 절운동은 무릎 꿇고 절을 하는 동작 이상으로 더 배울 것도 없다. 그런데도 급한 마음에 얼른 다른 사람과 같은 속도를 내려고 서두를 필요가 없다. 처음 시작할 때 자세가 흐트러지면 여간해선 바로잡기가 어려운 것도 다른 운동과 비슷하다.

또, 절이 잘되다가도 어떤 날은 잘되지 않을 때가 있다. 워낙 사소한 차이여서 지켜보는 사람은 눈치를 챌 수 없다. 본인만이 느낄 수 있다. 이런 현상은 몸 어딘가가 좋지 않다는 신호이다.

이럴 때일수록 더 절운동을 해야 한다. 108번을 다 채웠다 하더라도 시간을 내어 더 하는 것이 좋다. 자꾸 더 하다 보면 어느 순간 제자리를 찾았다는 느낌이 들게 된다. 이쯤 되면 안 좋았던 부분이 어느 정도 좋아진 것이라 보아도 좋다. 다른 운동에서는 찾아볼 수 없는 절운동만의 치유 효과가 가동된 결과이다.

반드시 108배로 숫자를 맞출 필요는 없지만 그래도 그 숫자만큼 채우려는 사람도 있을 것이다. 절을 하면서 숫자를 세는 것은 별반 어려울 것이 없지만 간혹 숫자를 잊어서 난감할 때가 있다.

이런 문제에 대비할 수 있는 청견 스님의 방법을 소개한다. 청견 스님은 이런 방법으로 3천배는 물론이고 1만배도 정확하게 셀 수 있다고 한다.

❶ 열 번을 절하고 나서 왼손 검지를 왼쪽 눈썹에 갖다댄다.
❷ 스무 번을 절하고 나서 오른쪽 검지를 오른쪽 눈썹에 갖다댄다.
❸ 서른 번을 절하고 나서 왼쪽 검지를 왼쪽 눈 밑에 갖다댄다.
❹ 마흔 번을 절하고 나서 오른쪽 검지를 오른쪽 눈 밑에 갖다댄다.
❺ 쉰 번을 절하고 나서 왼손 검지를 왼쪽 귀에 갖다댄다.
❻ 예순 번을 절하고 나서 오른손 검지를 오른쪽 귀에 갖다댄다.

❼ 일흔 번을 절하고 나서 코를 만진다.

❽ 여든 번을 절하고 나서 입을 만진다.

❾ 아흔 번을 절하고 나서 목을 만진다.

❿ 백 번을 절하고 나서 눈가에 작은 원을 그린다.

■ 절을 하면서 듣는 명상 음악

108배 절운동을 하면서 명상 음악을 듣는 것도 좋은 방법이다.

108배 절운동은 운동이면서 한편으로는 그 자체가 명상이다. 절은 물론 우리의 몸에서 군더더기를 빼주고 장기를 강화하며 뼈와 근육을 붙여주는 보약이다. 그러면서 정신적으로는 마음 속의 욕심과 집착으로부터 벗어나 평안함으로 나아가게 하는 마음의 수행법이기도 하다.

108배 절운동을 처음 시작하는 사람들의 상당수는 운동 효과를 보기 위해서 시작하는 사람이다. 하지만 절을 시작하자마자 애초의 목적은 사라지고 저절로 경건한 마음이 되는 것을 경험하게 된다. 자동적으로 마음의 수행이 진행되기 때문이다.

이러한 이유로 미루어 볼 때 필자는 딱히 명상 음악이 필요하다고 생각지는 않는다. 의도적으로 애쓰지 않아도 자연히 명상을 위한 분위기가 조성된다고 생각하기 때문이다.

세상 사람들은 제각각 다른 삶을 살고 있다. 저마다 생각도 다르고 고민도 다르다. 절운동을 통해 명상의 시간을 갖게 되면, 제각기 저마다의 응어리들을 꺼내놓고 한숨을 몰아쉬고, 다시 크게 숨을 들이마시게 된다. 이러는 동안 응어리는 풀어지고 마음은 평온한 곳에 이르게 된다. 절운동의 이러한 명상적인 특성을 감안한다면 굳이 음악을 준비할 필요는 없는 것이다.

다만, 처음 시작할 때의 산만함을 물리치는 데는 명상 음악이 어느 정도 도움이 된다. 마음의 준비를 굳게 하다가도 막상 앞에 방석을 펼쳐놓으면 왠지 조금 쑥스럽기도 하고, 과연 효과가 있을지 의심이 들기도 한다.

이런 생각을 떨치는 데 명상 음악이 적지 않은 도움이 된다. 티베트의 명상 음악도 좋고, 108배를 위해 따로 제작된 음악도 있다.

필자는 서울대 국악과의 김영동 교수가 만든 '생명의 소리'를 권한다. 김영동 교수는 108배 절운동의 효용성을 잘 아는 분으로서 많은 사람들이 108배 절운동에 참여할 수 있도록 하기 위해 이 음악을 만들었다고 한다. 잔잔한 종소리와 함께, 연극배우 김신기 씨의 목소리가 우리가 잊고 지내던 삶의 소중한 것들을 되살려주는 듯하다.

108배를 마치는 시간이 37분이라고 볼 때 명상 음악의 녹음 시간은 108배를 두 번 정도 할 수 있을 만큼 제법 길다. 굳이 이 음악에 속도를 맞출 필요 없이, 그저 첫 명상의 시간을 잘 시작하고 끝내기 위한 보조 장치 정도로 생각하면 될 듯하다.

시작이 반이라는 말이 있다. 절운동이 꼭 그렇다. 절운동은 일단 시작만 하면 나머지는 저절로 이루어진다. 별 생각 없이 시작했더라도 하다 보면 금세 마음이 경건해지기도 하고, 때로는 까닭 없이 눈물이 쏟아지기도 한다. 일단 시작해보자.

생명의 소리 (김영동)

모든 생명을 지극히 내 안에 모시고

살림의 장을 확산해 나가는

생명과 평화를 위해 108배를 올립니다.

001. 나는 어디서 와서 어디로 가는가를 생각하며 첫 번째 절을 올립니다.

002. 이 세상에 태어나게 해주신 부모님께 감사하며 두 번째 절을 올립니다.

003. 나는 누구인가를 생각하며 세 번째 절을 올립니다.

004. 나의 진정한 얼을 찾기 위해 네 번째 절을 올립니다.

005. 나의 몸과 영혼의 귀중함을 생각하며 다섯 번째 절을 올립니다.

006. 나의 영혼과 육체의 건강함을 위해서 여섯 번째 절을 올립니다.

007. 내가 원하는 진정한 삶은 무엇인가를 생각하며 일곱 번째 절을 올립니다.

008. 나부터 찾고 나부터 다스릴 줄 아는 지혜를 터득하기 위해 여덟 번째 절을 올립니다.

009. 오늘, 여기 살아 있는 목숨이 귀중함을 생각하며 아홉 번째 절을 올립니다.

010. 나의 생존의 경이로움에 대하여 열 번째 절을 올립니다.

011. 내가 나를 얼마나 사랑하고 있는지를 생각하며 열한 번째 절을 올립니다.

012. 가족간에 항상 서로 사랑할 수 있도록 열두 번째 절을 올립니다.

013. 사랑 속의 강함과 기쁨의 성장을 체험하기 위해 열세 번째 절을 올립니다.

014. 오로지 사랑 속에서만 기쁨을 찾기 위해 열네 번째 절을 올립니다.

015. 하나의 사랑이 우주 전체에 흐르고 있음을 알기 위해 열다섯 번째 절을 올립니다.

016. 길을 잃어 헤매는 나에게 환한 빛으로 길을 열어준 스승님에게 열여섯 번째 절을 올립니다.

017. 내가 사랑하는 것은 바로 내 안에 살아 있음을 느끼며 열일곱 번째 절을 올립니다.

018. 나의 스승이 내 안에 살아 계심을 생각하며 열여덟 번째 절을 올립니다.

019. 내 생명의 샘물과 우주 뭇 생명의 기원이 내 안에 살아 있음에 열아홉 번째 절을 올립니다.

020. 항상 모든 조상과 모든 신령이 지금 여기 내 안에 살아 계심을 알고 믿으며 나를 향하여 스무 번째 절을 올립니다.

021. 나로 인해 상처받은 사람에게 용서를 빌며 스물한 번째 절을 올립니다.

022. 진실로 자신을 생각하여 나쁜 짓을 하지 않기 위해 스물두 번째 절을 올립니다.

023. 유리하다고 교만하지 않으며 스물세 번째 절을 올립니다.

024. 불리하다고 비굴하지 않으며 스물네 번째 절을 올립니다.

025. 남의 착한 일은 드러내고 허물은 숨기며 스물다섯 번째 절을 올립니다.

026. 중요한 이야기는 남에게 발설하지 않으며 스물여섯 번째 절을 올립니다.

027. 남에게 원한을 품지 않으며 스물일곱 번째 절을 올립니다.

028. 남에게 성내는 마음을 두지 않으며 스물여덟 번째 절을 올립니다.

029. 듣지 않은 것을 들었다 하지 않으며 스물아홉 번째 절을 올립니다.

030. 보지 않은 것을 보았다고 하지 않으며 서른 번째 절을 올립니다.

031. 일을 준비하되 쉽게 되기를 바라지 않으며 서른한 번째 절을 올립니다.

032. 남이 내 뜻대로 순종하기를 바라지 않으며 서른두 번째 절을 올립니다.

033. 세상살이에 곤란함이 없기를 바라지 않으며 서른세 번째 절을 올립니다.

034. 매 순간이 최선의 시간이 되도록 하기 위해 서른네 번째 절을 올립니다.

035. 세상을 정의롭게 살기 위해 서른다섯 번째 절을 올립니다.

036. 작은 은혜라도 반드시 갚을 것을 다짐하며 서른여섯 번째 절을 올립니다.

037. 이기심을 채우고자 정의를 등지지 아니하며 서른일곱 번째 절을 올립니다.

038. 남에게 지나치게 인색하지 않으며 서른여덟 번째 절을 올립니다.

039. 이익을 위해 남을 모함하지 않으며 서른아홉 번째 절을 올립니다.

040. 조그만 것을 투기하여 더욱 큰 것을 얻으려는 사행심에 마흔 번째 절을 올립니다.

041. 모든 탐욕에서 절제할 수 있는 힘을 기르며 마흔한 번째 절을 올립니다.

042. 생존의 가치가 물질의 노예로 떨어지지 않기를 빌며 마흔두 번째 절을 올립니다.

043. 내 것이라고 집착하는 것이 괴로움의 근본임을 알며 마흔세 번째 절을 올립니다.

044. 내가 파놓은 구덩이에 내가 빠져 허우적거리는 우매함에 마흔네 번째

절을 올립니다.

045. 나약하고 비겁하지 않은 지혜의 힘을 기르며 마흔다섯 번째 절을 올립니다.

046. 참는 마음과 분한 마음을 이겨 선행할 수 있게 하며 마흔여섯 번째 절을 올립니다.

047. 강한 자와 결탁하여 약한 자를 업신여기지 않으며 마흔일곱 번째 절을 올립니다.

048. 아첨하지 않고 정직을 근본으로 삼으며 마흔여덟 번째 절을 올립니다.

049. 누구보다 내 자신에게 떳떳하고 정직한 사람이 되기 위해 마흔아홉 번째 절을 올립니다.

050. 행복, 불행, 탐욕이 내 마음속에 있음을 알며 쉰 번째 절을 올립니다.

051. 행복은 누가 주는 것이 아니라 자기가 만드는 것임을 알며 쉰한 번째 절을 올립니다.

052. 평범한 것이 소중한 것임을 깨달으며 쉰두 번째 절을 올립니다.

053. 지나간 일에 집착하지 않고 미래를 근심하지 않으며 쉰세 번째 절을 올립니다.

054. 소유하되 일체의 소유에서 벗어나기 위해 쉰네 번째 절을 올립니다.

055. 인내는 자신을 평화롭게 하는 것임을 알며 쉰다섯 번째 절을 올립니다.

056. 참회하는 마음이 으뜸이 됨을 알며 쉰여섯 번째 절을 올립니다.

057. 지혜를 통해 자유를 얻을 수 있기 위해 쉰일곱 번째 절을 올립니다.

058. 마음을 쫓지 말고 마음의 주인이 되기를 원하며 쉰여덟 번째 절을 올립니다.

059. 자신을 닦는 데 게을리 하지 않으며 쉰아홉 번째 절을 올립니다.

060. 나를 강하게 하는 시련들에 대하여 감사하며 예순 번째 절을 올립니다.

061. 시간이 흘러도 처음의 순수한 마음을 간직하며 예순한 번째 절을 올립니다.

062. 모든 것에 감사하는 충만한 마음속의 기도를 위해 예순두 번째 절을 올립니다.

063. 침묵 속에서 나를 발견할 수 있음에 감사하며 예순세 번째 절을 올립니다.

064 자신의 삶에 충실할 수 있는 고귀한 순수를 모시며 예순네 번째 절을 올립니다.

065. 열악한 노동 조건 속에서 일하는 근로자들을 모시며 예순다섯 번째 절을 올립니다.

066. 가난으로 굶주리고 힘겨운 생활을 하는 빈민을 모시며 예순여섯 번째 절을 올립니다.

067. 우리의 건강한 먹거리를 위해 땀 흘리는 농민을 모시며 예순일곱 번째 절을 올립니다.

068. 많이 가졌든 적게 가졌든 남을 위해 나누는 마음을 모시며 예순여덟 번째 절을 올립니다.

069. 내 몸을 빌어 귀한 생명으로 태어난 자식을 모시며 예순아홉 번째 절을 올립니다.

070. 나와 더불어 사랑으로 하나 된 배우자를 모시며 일흔 번째 절을 올립니다.

071. 맑고 순수한 영혼을 가진 장애우들을 모시며 일흔한 빈째 절을 올립니다.

072. 함께 웃고 함께 울며 함께 길을 가는 친구를 모시며 일흔두 번째 절을 올립니다.

073. 누릴 수 있으나 절제하는 자발적 가난을 모시며 일흔세 번째 절을 올립니다.

074. 자신을 낮추어 낮은 곳으로 자리하는 겸손을 모시며 일흔네 번째 절을 올립니다.

075. 항상 나보다는 남을 배려할 수 있는 양보심을 모시며 일흔다섯 번째 절을 올립니다.

076. 지구, 자연이 병들어감을 생각하며 일흔여섯 번째 절을 올립니다.

077. 사람의 생명과 지구 자연의 모든 생명은 공동체임을 자각하며 일흔일곱 번째 절을 올립니다.

078. 인간의 욕심에 파괴되어 고통받고 신음하는 생명들을 위해 일흔여덟 번째 절을 올립니다.

079. 병들어가는 생태계의 회복을 위해 일흔아홉 번째 절을 올립니다.

080. 천지에 충만한 생명의 소리에 귀 기울이며 여든 번째 절을 올립니다.

081. 생명은 영혼의 율동임을 깨달으며 여든한 번째 절을 올립니다.

082. 생명은 사랑과 그리움의 대상임을 알고 느끼며 여든두 번째 절을 올립니다.

083. 맑은 시냇물 소리에 정신이 맑아짐을 느끼며 여든세 번째 절을 올립니다.

084. 맑고 고운 새 소리를 들을 수 있음에 감사하며 여든네 번째 절을 올립니다.

085. 시원한 바람 소리에 내 몸을 맡기며 여든다섯 번째 절을 올립니다.

086. 맑은 공기를 마실 수 있음에 감사하며 여든여섯 번째 절을 올립니다.

087. 항상 제자리에서 아름다움을 느끼게 하는 들꽃에 여든일곱 번째 절을 올립니다.

088. 좌우를 품고 침묵하며 바람과 눈으로 일러주는 산과 들에 여든여덟 번째 절을 올립니다.

089. 모든 식생을 살리고 언제나 생명들을 살리는 대지에 여든아홉 번째 절을 올립니다.

090. 모든 생명들을 키워주는 하늘에 감사하며 아흔 번째 절을 올립니다.

091. 나 자신의 평화를 기원하며 아흔한 번째 절을 올립니다.

092. 뭇 생명들과 함께하는 평화를 기원하며 아흔두 번째 절을 올립니다.

093. 나와 더불어 사는 이웃들의 평화를 위해 아흔세 번째 절을 올립니다.

094. 의미 없이 나누어진 지역과 지역 간의 평화를 위해 아흔네 번째 절을 올립니다.

095. 정치적 이해로 다투는 국가와 국가 간의 평화를 위해 아흔다섯 번째 절을 올립니다.

096. 이 세상의 모든 종교와 종교 간의 평화를 위해 아흔여섯 번째 절을 올립니다.

097. 산 것과 죽은 것의 평화를 위해 아흔일곱 번째 절을 올립니다.

098. 사람과 자연의 평화를 위해 아흔여덟 번째 절을 올립니다.

099. 깨달음으로 충만한 마음의 평화를 위해 아흔아홉 번째 질을 올립니다.

100. 가진 자와 못 가진 자와의 손잡음을 위해 백 번째 절을 올립니다.

101. 건강한 자와 병든 자의 손잡음을 위해 백한 번째 절을 올립니다.

102. 배운 자와 못 배운 자의 손잡음을 위해 백두 번째 절을 올립니다.

103. 어두운 그림자에 사로잡혀 본래의 모습을 잃은 삶을 위해 백세 번째 절을 올립니다.

104. 나로 인해 어지러워진 모든 인과를 겸허하게 받아들이며 백네 번째 절을 올립니다.

105. 나를 사랑하고 돌보아주는 사람들에 감사하며 백다섯 번째 절을 올립니다.

106. 내가 누리는 모든 선과 아름다운 것들에 대해 감사하며 백여섯 번째 절을 올립니다.

107. 나의 생존의 경이로움과 지금 여기 끊임없이 생성하는 생존에 대해 감사하며 백일곱 번째 절을 올립니다.

108. 이 모든 것을 품고 하나의 우주인 귀하고 귀한 생명인 나를 위해 백여덟 번째 절을 올립니다.

■ 108배 절운동 따라하기

절을 하는 방식은 여러 가지가 있다. 우리 민족이 예부터 해온 방식이 있으며, 스님들이 수행의 한 형태로 해온 방식, 티베트 사람들이 하는 방식도 있다.

108배 절운동을 위해 조금 변형된 형태로 새로운 방식이 만들어지기도 한다. 스님들의 방식만 해도 약간씩 다른 부분이 있고, 우리 민족 고유의 절도 지방마다, 혹은 남성용 여성용으로 약간씩 다른 형태를 보인다.

필자는 가장 간결한 것이 가장 좋다고 생각한다. 지금부터 소개하는 절은 스님들이 하는 방식과 거의 같다. 스님들이 하는 방식은 108배를 넘어 3천배, 1만배를 해도 몸에 무리가 가지 않을 정도로 간결하다. 이것은 이미 수천 년간 입증되어온 사실이라는 점에서 믿을 만하다.

또한 이 방식은 호흡을 중요하게 생각하는 점에서 한의학과도 맥이 닿는다. 스님들 역시 몸속의 기의 흐름과 외부로부터 들고 나는 기의 흐름에 주안점을 두고 절을 수행한다. 이를 통해서 단전을 열고 몸속의 기와 외부의 기가 자연스럽게 소통되도록 수천 년간 꾸준히 개발해온 방법인 것이다. 그러므로 호흡까지 따라하면 자연스럽게 단전호흡의 효과까지 얻을 수 있다.

무엇보다 동작이 군더더기 없이 깔끔하다. 따라 배우기 쉬우며, 몸이 금방 익숙해진다. 필자의 병원을 찾는 환자들에게도 많이 권해온 방법이기도 하다.

한 가지 다른 점이 있다면 스님들이 하는 절에는 넙죽 엎드리자마자 손바닥을 뒤집어서 위로 들어올리는 동작이 있는데, 필자는 이것을 뺐다. 불교적인 색채 때문에 혹시 거부감을 가질 수도 있기 때문이다. 또 운동적인 측면에서 딱히 필요 없는 동작이라는 이유도 있다. 그리고 무엇보다 중요한 이유 중 하나는 호흡의 유지 때문이다. 다음 글에서 설명하겠지만 절운동에서는 호흡이 매우 중요하다.

저절로 단전호흡이 되기는 하지만 처음에 잘 익혀두면 보다 큰 효과를 얻을 수 있다. 그런데 동작이 많으면 많을수록 호흡을 익히기가 어렵다. 숨 한 번에 절 한 번을 해야 한다. 동작이 많으면 숨이 차서 일반인은 따라하기 어렵다.

또 하나, 일어서는 동작에 약간씩 차이가 있다. 일어설 때 허리를 똑바로 세운 채로 일어서는 것이 일반적인 방식이다. 그런데 절 수련을 오래해온 스님들, 혹은 일반 신자들의 모습을 관찰해보니 일어서는 동작이 이와는 약간 다른 경우가 꽤 있었다. 하체가 먼저 일어서고 뒤이어서 상체를 펴서 올리는 방식이다.

직접 해보니 훨씬 쉬웠다. 상체의 무게를 다리 힘만으로 직접 들어올리지 않아도 되므로 그만큼 힘이 덜 들어간다. 또 굽혀 있던 허리를 펴는 동작에서 허리 운동이 제대로 된다는 것을 발견할 수 있었다.

언뜻 보아서는 두 동작으로 나뉘어지는 것 같지만 막상 해보면 거의 한 동작이나 다름이 없다. 저절로 부드럽게 한 동작으로 연결되는 것을 알 수 있다.

심한 운동 부족으로 다리 힘이 약한 사람은 이 방식을 먼저 시작하고, 다리에 힘이 붙으면 바른 자세로 돌아가면 된다.

비교적 간단한 방법이긴 하지만 처음부터 한번에 익히려는 욕심을 버리자. 어느 한 동작에 익숙해지면 고치기가 쉽지 않으므로 시간이 걸리더라도 한 동작씩 차근차근 정확하게 따라 하자.

처음에는 절 한 번 하는 데 30초가 걸려도 좋다고 생각할 정도로 마음을 느긋하게 갖는다. 대신 호흡에는 신경 쓰지 않는 것이 좋다. 30초에 한 번씩 숨을 쉴 수는 없는 노릇이다.

몸이 완전히 절동작을 받아들여서 자연스럽게 익숙해질 때까지는 3~5일이 걸린다. 이때까지는 호흡에 신경 쓰지 말고 동작에만 집중해야 한다.

합장

허리를 똑바로 편 채 차렷 자세에서 두 손바닥을 마주대어 몸에 자연스럽게 붙인다. 발뒤꿈치는 붙이고 앞꿈치는 약간(10cm 정도) 벌린다. 입은 다물고 마음을 편안하게 가지며, 표정을 부드럽게 한다.

호흡 : 숨을 멈추어 둔다. 실제로 절운동 중에는 이 동작을 따로 취하지 않는다. 호흡은 일어섰다가 다시 무릎을 꿇기 시작할 때까지 아주 짧은 시간 동안 이루어진다.

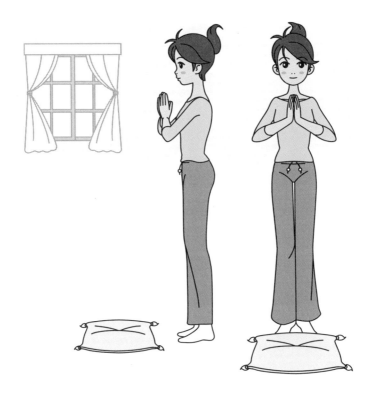

간단한 동작이지만 의외로 잘 안 되는 사람도 있다. 허리가 구부정해지는 사람도 있고, 왼쪽이나 오른쪽으로 기우는 경우도 있다. 심지어는 균형이 잘 안 잡혀서 조금씩 비틀거리기도 한다. 이는 신체의 균형이 흐트러져 있기 때문인데, 절을 꾸준히 하다 보면 어느 순간 저절로 치유된다.

가끔은 합장한 손끝을 입술에 대는 경우도 있다. 아이들이 뭔가 불안할 때 손가락을 입으로 가져가는 행동과 비슷한 심리 상태이다. 마음속에 오래 묵은 긴장과 초조함이 밖으로 드러난 행동이라 할 수 있다.

양 미간을 잔뜩 찌푸리는 사람도 있다. 뭔가 불만이 가득하다는 것을 한눈에 알 수 있다. 긴장을 풀고, 표정을 부드럽게 하기 위해 노력하자.

똑바로 서서 합장을 하면 두 손바닥의 경혈과 기가 모아진다. 심장의 리듬이 부드러워지고, 교감신경과 부교감신경이 안정되고 조화를 이루게 되며, 심신이 편안해짐을 느끼게 된다.

무릎 꿇기

상체를 똑바로 유지한 채로 무릎을 구부려서 방석에 대고 엉덩이를 발뒤꿈치 사이에 올려놓는다. 무릎을 꿇고 앉은 자세가 된다.

이때 발뒤꿈치를 약간 벌려서 엉덩이가 편안하게 발뒤꿈치 위로 올라가게 한다. 처음 똑바로 서 있는 상태에서는 앞꿈치가 벌어져 있는 삼각형 모양이 되고, 앉은 자세에서는 뒤꿈치가 더 벌어진 사다리꼴 모양이 된다. 무릎과 무릎 사이는 주먹 두 개가 들어갈 정도로 벌린다.

호흡 : 코로 잠깐 숨을 들이쉰다. 일어서기 직전에 이미 한 번 들이마셨기 때문에 많이 들이쉬게 되지는 않는다. 날숨은 두 번에 걸쳐 나누어 들이쉬게 된다. 일어서기 직전에 한 번 들이쉬고 잠깐 멈추었다가 무릎을 구부려 앉으면서 한 번 더 들이쉰다.

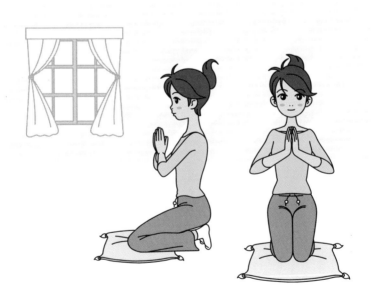

무릎을 구부려 앉기까지 잠깐 동안 말을 타는 기마 자세가 되는데, 이때 무릎에서 삐걱거리는 소리가 나는 사람이 많다. 관절이 좋지 않다는 신호이다. 대부분은 절운동을 계속하면 자연적으로 없어지므로 걱정할 필요 없다.

이 동작을 하는 동안 발가락과 발바닥이 아프다고 하는 사람은, 발바닥의 용천혈이 막혀 있다고 보면 된다. 주로 살이 찐 사람들의 경우이다. 이 경우도 대부분 자연 치유가 가능하다.

문제는 꿇어앉을 때 쿵 소리가 나는 사람이다. 무릎 관절과 근육이 많이 안 좋은 사람이다. 이런 사람은 저강도의 절운동조차 무리가 될 수 있으므로 의사와의 상담이 필요하다.

처음 얼마 동안은 방석이 많이 움직이게 된다. 대부분은 방석이 앞으로 밀려나갈 것이다. 경쟁 사회에서 살아오면서 자신도 모르게 전투적인 성향이 몸에 밴 까닭이다.

이와는 반대로, 드물게는 방석이 안으로 밀려들어오기도 한다. 지나치게 성격이 소심한 경우라고 볼 수 있다.

한편 방석이 좌우로 틀어지는 경우도 있다. 신체의 좌우 균형이 흐트러져 있다는 증거이다.

어떤 경우이든 꾸준한 절운동을 통해 대부분 자연스레 치유된다. 반복적인 굴신운동이 척추를 바로잡아줄 것이며, 공격적이거나 방어적인 성격도 바르게 정화시켜준다.

기마 자세는 많은 운동량을 필요로 한다. 무릎을 반만 구부린 기마 자세를 정지 상태로 유지하기는 매우 어렵다. 훈련이 안 된 사람은 1분도 채 버티기 어려울 정도이다.

절운동에서는 무릎을 꿇을 때 한 번, 일어설 때 한 번 기마 자세가 되는데, 이 정도만 반복하는 것으로도 충분히 하체 근력이 강화된다.

무릎을 꿇고 앉는 동작에서 용천혈이 자극을 받는다. 용천혈은 신장 경락의 첫 경혈로서 신장과 직접 연결되어 있으므로 이 부분을 자극하면 배설 기능이 좋아진다. 가슴에 늘 멍울져 있던 불만들이 시원하게 소변을 본 느낌처럼 사라지고, 온몸이 가벼워진다.

엎드리기

손을 뻗어 무릎 앞 한 뼘 정도 떨어진 위치에 짚는다. 이때 체중도 앞으로 따라가서 팔 쪽에 실리도록 한다. 체중이 앞으로 쏠리는 순간 발을 땅에서 떼어 두 발의 앞부분 반을 겹친다. 엉덩이는 높이 들린 상태를 유지한다.

다시 체중을 뒤로 옮기면서 겹친 발을 땅에 대고, 발뒤꿈치 사이에 엉덩이가 들어가게 한다. 팔꿈치는 무릎 바로 앞이나 옆에 내리고 가슴을 무릎에 붙인다. 이마는 손과 손 사이 바닥에

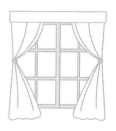

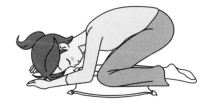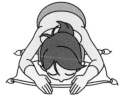

댄다.

체중이 앞으로 갔다가 뒤로 가는 동작이 자연스러워야 한다. 앞으로 가면서 발을 겹치고, 뒤로 가면서 엎드린다. 처음에는 조금 뻣뻣해도 금방 익숙해진다.

양팔과 양다리, 그리고 머리가 땅에 닿아 있고 상체는 다리 위에 올려져 있는 자세가 된다. 이 자세를 '오체투지'라고 한다. 이 자세를 2초 정도 유지한다. 유치원 아이들이 하나에서 넷까지 세는 정도의 시간이다.

호흡 : 이마가 땅에 닿기 직전부터 숨을 내쉬기 시작한다. 한꺼번

에 내쉬지 말고, 다시 허리를 펼 때까지 길게 내쉰다. 내쉴 때는 코로 내쉬지 말고 입술을 조금 벌려서 입으로, 배에서부터 숨이 나가도록 한다.

온몸을 엎드리는 오체투지 자세가 잘 안 되는 사람도 있다. 살이 찐 사람이나 운동을 안 해서 몸이 굳어 있는 경우이다. 절 운동을 하면 대개 몸이 유연해진다.

곧게 폈던 허리를 구부려 이처럼 상체와 하체의 겹치기를 반복하면 척추가 바르게 교정된다. 무릎이 구부러져 있기 때문에 크게 무리가 되지도 않는다. 평소 잘못된 생활 습관으로 뒤틀려져 있던 척추가 균형을 찾아가게 된다. 디스크에 문제가 있거나 이유 없이 요통을 겪고 있는 사람에게 특히 효과가 있다.

또, 목을 구부려 이마를 땅에 대는 동작에서 머리 뒷부분의 근육이 자극을 받아 부드러워지고 강화된다. 뒷골이 당기는 증세가 호전되며 머리 쪽의 혈류가 좋아진다.

상체 일으키기

상체를 일으키는 동작은 엎드리는 동작과 반대로 한다. 팔을 펴면서 체중을 앞으로 쏠리게 한다. 이때 겹쳐 있던 발을 푼다. 엉덩이는 잠시 동안 들려 있게 된다. 발앞꿈치의 간격은 다시

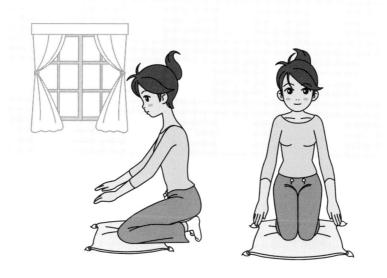

10cm로 벌린다.

　체중을 뒤로 옮기면서 발뒤꿈치 위에 엉덩이를 올린다. 이때 상체를 바로 곧추세워서 합장을 한다. 엎드릴 때와 마찬가지로 동작에 리듬감을 살린다. 무게 중심을 앞으로 옮기면서 발을 풀고, 뒤로 당기면서 허리를 편다.

　호흡 : 엎드려서 내쉬고 있는 날숨이 계속 유지된다. 상체를 일으켜서 합장할 때까지 날숨을 유지하도록 한다.

일어서기

허리를 곧바로 곧추세운 상태로 일어선다. 일어설 때가 가장 힘이 많이 들어간다. 다리 힘만으로 체중을 끌어올리는 동작이다. 리듬감 있게 단번에 일어서야 힘이 덜 든다. 다리에 힘이 없다고 천천히 일어나면 오히려 더 많은 힘이 소모되어 금방 지치게 된다. 평소 운동을 거의 안 하는 사람은 이 동작을 반복하는 것이 무척 힘이 들 것이다.

이런 사람들은 약간 다른 방식을 취하는 것도 한 방법이 될 수 있다.

허리를 곧바로 세운 상태에서 하체만 먼저 일어선다는 기분으로 시작한다. 엉덩이를 약간 뒤로 빼면서 다리를 편다. 다리가 다 펴진 무렵이면 허리는 약간 수그린 상태가 된다. 합장한 채로 인사하는 자세와 같다. 곧이어 허리를 똑바로 편다. 이 동작을 리듬감을 살려서 빠르게 진행하면, 곧바로 일어설 때와 같은 시간에 마칠 수 있다.

처음 얼마 동안은 이 동작을 반복하고, 어느 정도 다리에 힘이 붙으면 원래의 방식대로 돌아가면 된다.

호흡 : 일어서기 직전에 단번에 들이마신다. 일어서는 도중에는 숨을 쉬지 않는다. 일어섰다가 다시 무릎을 구부려 앉으면서 다시 한 번 숨을 들이쉰다.

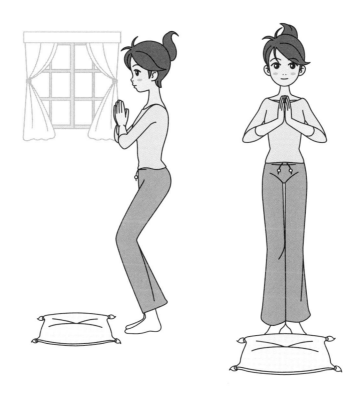

■ 108배 절운동의 호흡

절운동을 할 때 가장 중요한 포인트는 호흡이다. 숨쉬는 것이야 굳이 따로 배우지 않아도 저마다 평생 동안 잘하고 있겠지만 절운동을 시작할 때는 다시 배우는 것이 좋다.

절운동의 여러 가지 좋은 효과 중에는 단전호흡의 효과도 매우 큰 부분을 차지한다. 저절로 복식호흡이 되기는 하지만 제대로 익히면 보다 큰 성과를 얻을 수 있다.

또, 잘못된 호흡을 계속하면 몸에 무리가 올 수도 있다. 헬스클럽에서 웨이트 트레이닝을 할 때도 가장 우선시하는 것이 호흡이다. 호흡을 제대로 못 하면, 심한 경우 늑막염에 걸리기도 한다.

앞서 동작을 설명하면서 호흡법을 같이 설명했다. 그러나 한 번 시도해보면 설명대로 하기가 무척 어렵다는 것을 금방 알게 된다. 아직 동작도 익숙하지 않은 상태에서는 호흡법 자체가 어렵게 느껴질 수도 있다.

처음 시작할 때는 앞의 호흡법을 무시하고 동작에만 집중한다.

1주일 정도 지난 후 동작이 어느 정도 익숙해질 무렵이면 다음과 같은 호흡법으로 계속 진행하면 편하다. 즉 절 한 번에 두 번 호흡하는 방식이다. 1주일 정도 동작을 익히다 보면 자신도 모르게 이와 비슷한 호흡을 하고 있는 자신을 발견하게 될 것이다. 익숙해지면 아주 편안한 호흡법이다.

❶ 무릎을 구부려 앉으면서부터 손을 뻗어 바닥에 댈 때까지 숨을 들이쉰다. 손이 바닥에 닿으면 숨을 멈춘다.

❷ 이마가 땅에 닿을 때부터 숨을 내쉰다. 되도록 길게 내쉬어야 한다. 아랫배에서부터 숨이 나가도록 한다.

❸ 상체를 일으키기 전에 무릎을 꿇고 엉덩이를 든 채 손바닥을 짚은 자세를 취한다. 곧이어 체중을 뒤로 옮기면서 상체를 일으켜 합장한다. 이 동작에서 숨을 들이마신다. 손바닥이 바닥에서 떨어질 때부터 상체를 일으켜 합장할 때까지 들이쉰다.

❹ 힘을 주어 일어서는 중에는 잠시 숨을 멈춘다.

❺ 완전히 일어설 무렵부터 길게 숨을 내쉰다. 배에서부터 숨이 나가도록 한다.

처음 얼마 동안은 편안한 호흡법을 유지한다. 동작이 몸에 완전히 익고 속도감이 생겨서 15분 정도에 끝낼 수 있으면 그때부터는 절 한 번에 1호흡법으로 바꾼다.

물론 평소 운동을 많이 해서 폐활량이 좋은 사람은 처음부터 1호흡법으로 시작해도 괜찮다. 하지만 동작이 자연스럽지 못한 상태에서는 제대로 된 호흡을 익히기가 어렵다. 자꾸만 동작과 호흡이 엇갈리게 된다.

절운동은 원래 수행의 방법으로 개발된 것이다. 그리고 수행은 궁극적으로 심신이 조화로운 경지로 가기 위한 자기 수련이다. 대표적인 것으로 인도의 요가와 중국의 선도가 있다. 어느 것이든 호흡을 중요시하는 것은 마찬가지이다. 요가도 호흡과 동작을 통해서 심신을 조화롭게 수련하는 것이며, 선도 역시 선체조의 몸동작과 호흡으로 심신의 수렴을 꾀하는 것이다. 호흡은 거의 모든 수련의 핵심이면서 완성이라 할 수 있다. 호흡은 육신과 정신의 조화를 도모하는 열쇠가 된다고 해도 과언이 아니다.

화를 내거나 스트레스를 받으면 숨이 거칠고 짧아진다. 흔히 '식식거린다'고 표현하는 상태가 되는 것이다. 숨이 짧거나 거친 사람은 화를 잘 내고 스트레스를 많이 받는다. 이처럼 호흡은 정신과도 직접적인 연관이 있다.

숨이 짧고 거칠면 집중력도 떨어지고 항상 마음이 불안하다. 여유가 없고 주의가 산만하다. 무엇보다 이런 사람은 수명도 짧다.

처음 절동작을 배우는 사람에게는 무리인 줄 알면서도 1호흡법을 중심으로 소개한 것은 바로 이런 이유에서이다. 복식호흡을 통해 숨이 길어지고 폐활량이 늘어나 고르고 편한 숨을 쉬면 여러 가지 이득을 얻을 수 있다.

우선 항상 마음이 안정되고 편안하여 초조함이 없고 여유롭다. 스트레스를 잘 받지 않으니 신체도 안정을 유지하게 되고 기의 흐름이 원활해지므로 장수할 수밖에 없다. 절운동을 하는 동안 복식호흡을 익혀두면 평상시에도 무의식적으로 복식호흡을 하게 된다.

오체투지로 엎드려 길게 숨을 내쉬면 가슴이 시원해지고 폐 속의 탄산가스가 깨끗하게 배출된다. 이 동작을 100번 이상 계속 시행하는 동안은 호흡이 평소보다 두 배 이상 길어져서, 유산소 운동인 절운동을 하는 중에도 숨이 차지 않는다.

복식호흡은 수승화강을 이루는 지름길이다. 가슴의 화기가 내려가서 시원해지고 응어리져 있던 것들이 순식간에 풀리는 경험을 하게 된다. 머리는 차가워져 두통이 사라지고 시야가 명료해진다. 차가운 손발에 온기가 흐르게 된다. 폐활량이 커져서 많은 공기를 받아들이게 되므로 뇌로 들어가는 산소도 풍부해진다. 머리가 맑아지는 것은 당연하다.

배우기는 어렵지만 일단 배워서 익히고 나면 이처럼 엄청난 혜택을 누리게 되는 것이 복식호흡이다.

02 108배 절동작의 근육학적 풀이

■ 합장

　양 손바닥과 손가락을 밀착한 상태에서 몸을 똑바로 세워 흔들리지 않도록 하고, 두 발을 가지런히 모아 바르고 안정된 자세를 유지하는 것이 중요하다. 합장은 몸의 균형을 잡으면서 가장 편안한 상태에서 마음을 모으는 동작이다.

　합장 자세는 척추를 기준으로 인체가 정확하게 좌우 대칭을 이루게 한다.

　인체는 좌우 대칭을 이루는 것이 정상이다. 그러나 우리는 평소 대칭성을 잃는 동작을 자주 한다. 의자에 앉을 때 다리를 꼬거나, 왼팔은 놀려두고 오른팔만 쓸 때가 많다.

　심지어는 걸을 때나 운전할 때, 컴퓨터를 사용할 때, 잘 때도 평소 몸에 밴 습관에 따라 좌우 균형을 잃은 채 움직이는 경우가 많다. 그러다 보니 서 있을 때도 자신도 모르게 대칭성을 잃고 한쪽으로 기우뚱하게 된다. 합장부터 시작되는 절동작은 이 같은 몸의 변형을 인식시켜주고 바로잡아주는 역할을 한다.

또한 합장 동작은 척추의 자연스러운 굴곡을 유지시키면서 몸을 바로 세워 상하上下 기혈氣穴의 흐름을 원활하게 한다.

우리 척추는 옆에서 보았을 때 자연스러운 더블 S라인을 형성하고 있다. 두개골, 경추, 흉추, 요추, 천골, 미골을 따라 굴곡

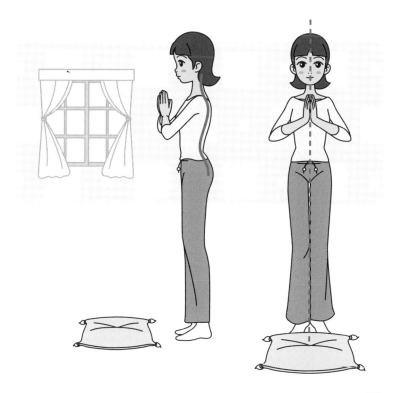

이 유지되는 것이 매우 중요하다. 이 같은 굴곡은 자연스러운 움직임을 유도하면서도 가장 효율적으로 우리의 체중을 분산시켜 근육에 무리가 덜 가도록 하는 자연의 섭리가 담긴 굴곡이다.

가슴을 웅크린 자세로 일을 하거나, 허리를 바로 세우지 않고 구부정한 자세로 걷는 경우, 목을 빼고 장시간 모니터를 보는 식의 습관은 척추가 원래의 굴곡을 잃게 만든다. 이런 경우 척추 주위의 근육을 긴장시킴에 따라 척추측만증, 경추후만곡증, 경추디스크, 요추디스크 등 각종 척추 질환을 일으키기 쉽다. 또한 척추를 따라 흐르는 뇌척수액의 흐름이 방해를 받으며, 상하로 흐르는 기혈의 흐름을 막는다.

손바닥에 흐르는 경락은 심장경락, 심포경락, 폐경락이다. 손바닥을 모으면 좌우 양 손바닥의 경락이 만나게 된다. 또 호흡

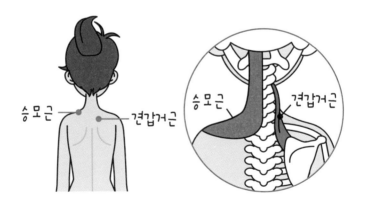

이 안정되어 마음이 평온해진다.

합장을 할 때는 뒤에서 보아 양쪽 어깨가 수평을 이루어야 하고, 옆에서 보아 양쪽 귀와 양쪽 어깨, 양쪽 옆구리가 평행선을 이루어야 한다.

어깨와 팔에 힘을 빼고 편안하게 이완된 자세가 좋다. 이때 긴장을 하게 되면 상부 승모근과 견갑거근이 뭉칠 수 있으므로 주의한다.

■ 양팔을 크게 돌려 머리 위로 올렸다 내리는 동작

합장 자세 후에 두 팔을 좌우로 크게 돌리면서 위로 올렸다가 손바닥을 모으면서 내리는 동작이다.

앞서 절 동작을 설명할 때에는 이 동작을 넣지 않았다. 그러나 실제 이 동작을 취하는 사람도 많고, 특히 오십견 예방에 좋아서 근육학적으로 분석해보고자 한다.

이 동작에서는 굴곡, 신전, 외전, 내전, 내회전 등 전반적인 어깨 관절의 운동이 일어나 어깨 주변의 근육을 모두 사용하여 자연스럽게 어깨 운동을 하게 된다.

다음 그림에서 빨간색으로 표시된 부분은 이 동작을 할 때 주로 자극되는 부위를 표시한 것이다.

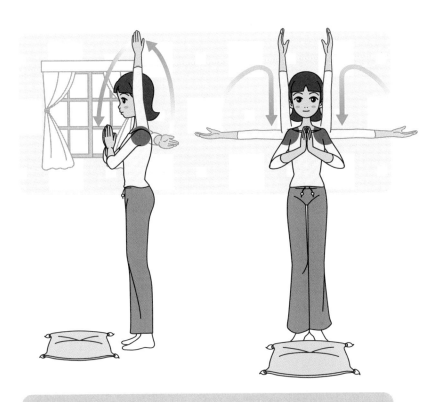

관련 근육

굴곡 : 삼각근전면, 대흉근, 상완이두근, 오훼상완근

신전 : 광배근, 대원근, 대흉근, 후삼각근, 상완삼두근, 극하근,
　　　 소원근

내회전 : 대원근, 대흉근, 광배근, 전삼각근, 상완이두근, 견갑하근

외회전 : 극하근, 소원근, 삼각근 후면

외전 : 삼각근, 극상근

내전 : 대흉근, 광배근, 대원근, 능형근

오십견은 보통 45세에서 60세 사이의 연령층에 자주 나타난다. 특히 여성에게서 발생 빈도가 높은 것으로 알려져 있으며, 어깨의 통증과 견관절의 운동 장애를 특징으로 한다.

　'오십견'이라는 용어는 일본 사람들이 고안한 용어로 학자에 따라서는 유착성 관절낭염adhesive capsulitis, frozen shoulder이란 좁은 뜻으로 제한하여 사용하기도 한다. 일반적으로는 어깨 주위의 근筋과 건腱이 석회화되어 굳거나, 어깨 관절의 낭이 좁아지고, 심하면 염증이 발생하기도 하면서 통증과 움직임에 제한이 따른다.

　한방에서는 담음 견비통, 어혈 견비통, 한성 견비통 등으로 나누어 구분한다. 담음이나 어혈은 체내에서 발생되는 노폐물의 일종이다. 이것들이 이상적으로 많이 생겨서 어깨 부위의 기혈 순환을 정체시키면 어깨가 굳어져 통증과 움직임의 제한이 나타나는 것이다.

　한성 견비통은 이와는 달리 체질적으로 몸이 찬 경우이거나 갑작스레 심하게 찬 기운에 노출되었을 때 기혈의 순환 장애가 생기면서 오십견이 발생하는 경우이다.

　108배 절운동이 오십견 예방과 치료에 좋은 이유는 어깨 관절을 부드럽게 지속적으로 움직이게 만들어 견관절의 운동 범위를 유지, 회복시키기 때문이다.

어깨 질환은 목 근육 긴장, 경추의 이상으로 인해 발생되기도 하는데, 절운동은 목 근육과 경추의 운동도 돕는다.

한편, 절운동은 사지말단으로의 혈액 순환을 도와 습담과 어혈 등의 노폐물이 쌓이는 것을 예방하며 몸을 따뜻하게 만들어 준다. 이 또한 오십견의 발생을 예방하는 중요한 이유가 된다.

■ 무릎과 허리를 굽히며 꿇어앉는 동작

손은 합장한 채로 허리를 바르게 편 상태에서 무릎을 구부리며 꿇어앉는 동작이다.

발목 관절의 배측굴곡, 무릎 관절의 굴곡, 고관절의 굴곡, 허리 앞쪽으로의 굴곡이 일어난다. 절운동의 굴신屈伸운동 중 전반적인 굴곡운동을 하게 만드는 동작이다.

관련 근육

고관절 굴곡 : 장골근, 대요근, 대퇴직근, 대퇴근막장근, 치골근,
　　　　　　　장내전근, 단내전근
슬관절 굴곡 : 반건양근, 반막양근, 대퇴이두근 등
족관절 배측굴곡 : 전경골근, 장지신근, 장무지신근

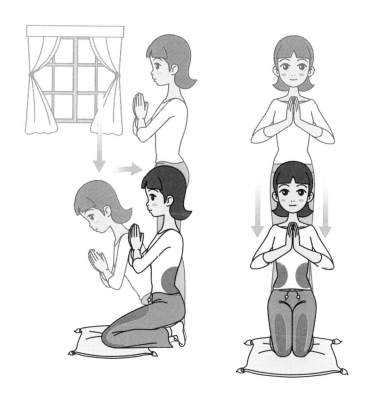

■ **손바닥을 바닥에 대며 엎드리는 동작**

먼저 꿇어앉은 자세에서 두 손으로 바닥을 짚는다. 다음은 두 팔의 팔꿈치를 양 무릎 앞쪽에 놓고 이마가 바닥에 닿도록 엎드리는 동작이 이어진다. 원래는 두 가지 동작이지만 사용되는 근육이 비슷해 한 동작으로 풀이한다.

족관절, 슬관절, 고관절의 완전한 굴곡운동이 발전된 형태로

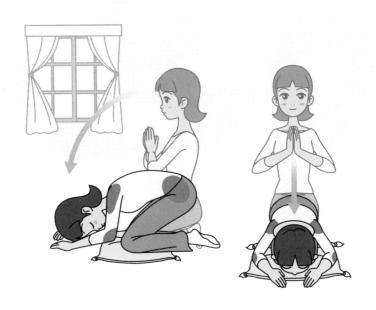

진행된다.

　이와 같은 동작으로 허리를 굽혔다가 펴기를 반복하면 척추를 바르게 교정하는 효과가 나타난다. 또한 등과 허리 근육이 이완되면서 스트레칭이 되고, 상체 앞면 복직근의 단축이 일어난다.

관련 근육

- -

허리의 전굴 : 복직근, 외복사근, 내복사근, 장요근, 척추기립근

어깨 관절 굴곡 : 전삼각극, 대흉근, 상완이두근, 오구완근

주관절 굴곡 : 상완이두근, 상완근, 상완요골근

이 동작에서는 손바닥이 땅에 접촉되는데, 이때 소부少府혈과 같은 손바닥의 주요 혈자리들이 자극되는 효과를 볼 수 있다.

소부혈은 수소음심 경락의 내부 병을 치료하기 위해 '소부'라고 이름하였으며, 그 혈성은 정신을 안정시키고, 심장의 기운을 조절하며, 속 열을 내리게 한다寧神志 調心氣 淸裏熱. 한의학에서는 매우 중요한 혈이어서 인체의 수화水火의 길을 통해주기 위해 제일 먼저 치료하는 혈 자리가 바로 이곳이다.

인간은 직립 생활로 인해 발바닥은 자주 자극을 받지만 손바닥은 자극을 거의 받지 못하는 경우가 많다. 합장을 하고, 손바닥을 바닥에 대는 절동작은 이 혈자리에 좋은 자극이 될 것이다.

■ 머리를 숙였다 드는 동작

엎드려서 이마를 땅에 대었다가 드는 동작이다. 이 동작이 이루어지는 동안에는 숨을 길게 내쉬게 된다.

이 동작 중에는 주로 목 부위 근육 운동이 일어난다.

두개골, 경추가 자연스럽게 운동을 하게 되고, 머리 부분으로의 혈액 순환이 촉진된다.

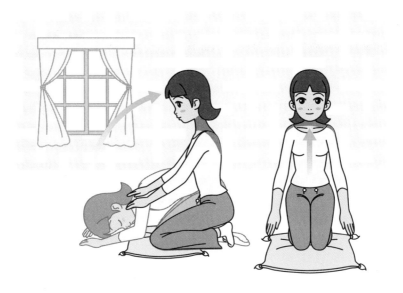

뒷목이 뻣뻣하고 아플 때

뒷목 통증과 관련된 근육은 승모근, 다열근, 견갑거근, 경판상근, 극하근 등이다.

요즘 컴퓨터 사용이 많아지고, 스트레스가 늘면서 이 근육들이 뻣뻣하게 굳어져 뒷목의 통증을 호소하는 환자들이 많다. 이 근육들의 긴장을 풀고 움직임을 원활하게 하는 것이 매우 중요하다.

두통, 어지럼증으로 고생할 때

승모근, 흉쇄유돌근, 측두근, 두경판상근, 후부하근 등의 목과 어깨의 근육이 긴장되면 심한 두통이나 어지럼증이 오기도 한다. 뇌에 이상이 있는 줄 알고 MRI를 촬영해도 이상이 없다고 하는데, 극심한 두통과 어지럼증이 지속되는 경우가 많고, 스트레스를 받으면 목과 어깨의 근육이 긴장되면서 증상이 악화되는 경우도 흔하다.

이런 경우 경직된 경추를 부드럽게 운동시켜주어 정상 만곡을 찾도록 해야 하며, 경추 주변의 근육의 뭉침이 이완될 수 있도록 해주는 것이 치료의 주요 포인트가 된다.

건망증, 중풍, 고혈압 등의 질환이 있을 때

이런 질환이 있는 경우에는 두뇌의 환경을 편안하게 만들어 주는 것이 중요하다.

뇌는 사람 몸무게의 2% 정도밖에 안 되는 기관이지만, 에너지 소비량은 전체의 20%를 차지하며, 심장에서 온몸으로 보내는 혈액의 15%를 소모한다. 뇌는 산소와 영양분을 혈액을 통해 공급받기 때문에 혈류 차단 시 10초 이내에 의식을 잃을 수도 있다. 그러므로 뇌로 향한 충분한 혈류 순환은 매우 중요하다.

또한 뇌에는 혈액 외에도 뇌척수액이 흐르면서 뇌를 외부 충격에서 보호하고 영양을 공급하는 일에 관여하며, 뇌의 노폐물을 제거함으로써 항상성을 유지하게 하는 역할을 한다. 이 뇌척수액은 뇌 속에서 생성되어 뇌실과 지주막하를 비롯한 뇌의 전반적인 부분을 순환하며, 척수를 따라 허리 아래로까지 순환하게 된다.

뇌혈류와 뇌척수액의 순환을 원활히 하기 위해서는 머리와 목, 어깨 주위의 근육이 경직되어서는 안 되며, 두개골에서 미골에 이르는 척추의 전반적인 움직임이 균형을 이루어야 한다. 다리를 꼬고 앉거나, 종아리에 고무줄을 세게 감아놓으면 혈액 순환이 안 되어 발이 저린 것과 같은 경우이다.

또한 추골동맥이라는 목을 통해 머리로 올라가는 혈관이 있는데, 목뼈(경추)의 정렬 상태가 좋아야 이 동맥의 흐름이 원활하고 뇌의 환경이 좋아진다.

절운동은 목과 어깨의 근육 이완에 도움이 될 뿐만 아니라 척추의 정렬을 가지런히 하고, 수승화강의 효과에 의해 화기火氣가 머리를 공격하는 것을 막아주니 뇌를 건강하게 하는 데는 이보다 더 좋은 운동이 없을 것이다.

자극되는 경혈점

신정혈神庭穴로서, 뇌를 건강하게 하고 정신을 안정시키며, 풍
열의 기운을 흩어버리며, 막힌 콧구멍을 뚫어주는 효과가 있다
健腦寧神, 散風熱, 通鼻竅.

■ 일어서는 동작

손바닥으로 바닥을 짚어 상체를 바로 세운다. 이렇게 꿇어앉
은 자세에서 합장을 한 채 탄력을 이용하여 가볍게 일어선다.

설운동의 굴신운동 중 전반적인 굴곡운동을 하게 만드는 동
작이다.

우리 몸의 앞쪽에는 음陰경락이 주로 지나가고, 뒤쪽에는 양
陽경락이 지나가는데, 이러한 굴신운동을 통해 음경락과 양경
락이 반복적으로 자극이 될 수 있다. 음경락과 양경락의 순환이
원활해지고 음양의 조화를 찾게 되면 우리 몸도 어느새 평화를
찾아가게 될 것이다.

관련 근육

족관절 저측굴곡 : 비복근, 가자미근
슬관절 신전 : 대퇴사두근
고관절 신전 : 대둔근

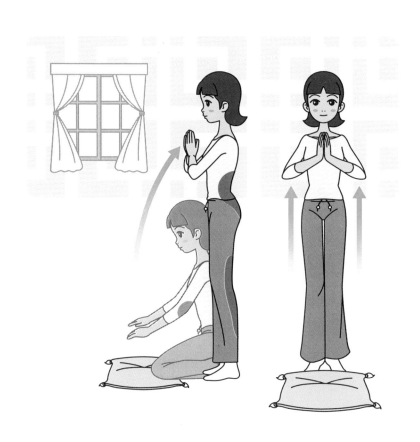

허리의 신전 : 흉반극근, 척추기립근, 요방형근, 다열근

주관절의 신전 : 상완삼두근, 주근, 장·단요측 수근신근

자극되는 경혈점

이 동작에서는 발바닥 부위 근육이 스트레칭이 된다. 또한 땅

을 재접촉하게 되면서 발바닥의 용천湧泉혈이 자극된다.

용천혈은 신장 경락이 시작되는 곳이다. 이곳이 자극을 받으면 신장의 기운을 보하고, 대소변이 순조롭게 조절되는 효과를 볼 수 있다.

용천혈은 여성에게 특히 중요한 곳이다. 하체나 아랫배가 냉하여 불임, 생리 불순, 냉대하와 같은 부인과 질환이 있는 경우는 용천혈에 따뜻한 자극을 주면 좋아진다.

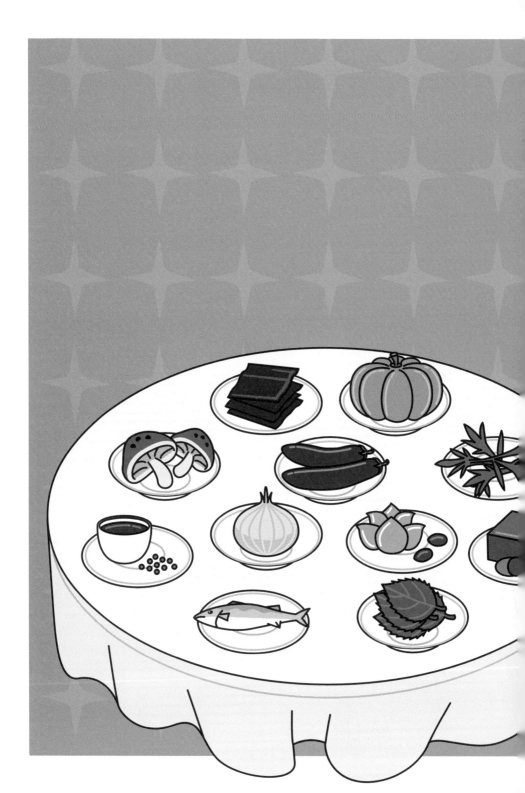

3장
108배 다이어트에 도움을 주는 음식과 목욕법

1. 108배 절운동에 좋은 음식 11가지
2. 108배 절운동 전후에 하는 약욕藥浴

01 108배 절운동에 좋은 음식 11가지

★ 장운동을 도와 정장 효과를 내는 음식 – 다시마

★ 부종이 심한 경우 붓기를 내리는 음식 – 호박

★ 혈액을 맑게 하고 콜레스테롤을 떨어뜨리는 음식 – 가지

★ 장을 튼튼하게 하고 노화를 방지하는 음식 – 도토리

★ 행기行氣시켜 스트레스를 풀어주는 음식 – 깻잎

★ 노화 방지, 지친 몸에 활력을 주는 음식 – 고등어

★ 저칼로리, 지방 감소, 다이어트에 좋은 음식 – 표고버섯

★ 화강火降을 돕는 음식, 화기火氣를 내려주는 음식 – 연꽃씨

★ 수승水升을 돕는 음식 – 들깨

★ 지방이 잘 타도록 돕는 음식 – 양파

★ 손발을 따뜻하게 하고 혈액 순환을 돕는 음식 – 쑥

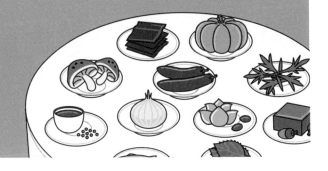

다시마

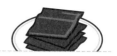

변비 치료

다시마는 한약재명으로 곤포昆布라고 한다. 약간 차가운 성질이 있고, 연견軟堅작용, 즉 딱딱한 것을 부드럽게 만드는 특성이 있다. 이러한 성질 때문에 변이 딱딱해서 문제가 되는 변비에 좋은 효과를 보인다.

변비 중에도 대장에 진액이 부족하고 열이 있어서 생긴 변비의 경우, 딱딱하고, 심하면 토끼똥처럼 동글동글한 변이 뭉쳐서 나오는 모양을 하게 된다. 이때 다시마는 대장의 열을 내리면서 딱딱한 것을 부드럽게 풀어주는 작용을 하여 변비를 해결하고 장腸을 정화시키는 역할을 한다.

다시마에는 '알긴산'이라는 성분이 다량 함유되어 있다. 알긴산은 다른 식이섬유와 같이 몸속에서 흡수되지 않고 장으로 보내진다. 소화되지 않은 알긴산은 장을 자극해 장운동을 촉진하여 배변을 돕는다.

다시마를 먹을 때는 물을 많이 마시는 것이 좋다. 알긴산은 몸속에서 수분을 흡수해 최대 2백 배까지 팽창한다. 장은 내용물이 많을수록 활발하게 움직이기 때문에 알긴산이 많이 팽창

할수록 장운동이 더욱 활발해진다.

다이어트와 피부 미용 효과

『동의보감』에 다시마를 많이 먹으면 야윈다는 말이 있다. 부종을 내리고 변비를 해결하기 때문에 다이어트에 큰 도움이 되기 때문이다. 또 다시마는 칼로리가 100g에 약 19kcal밖에 안 되는 저칼로리 식품이라 많이 먹어도 살이 찔 염려가 없으므로 포만감을 주는 데 효과적이다.

앞서 설명한 알긴산 성분은 중성 지방이 몸속에 흡수되는 것을 막아 비만을 예방하기도 한다. 이 섬유질로 인해 장운동이 활발해져 변비가 해소되고, 정장淨腸작용이 일어난다. 또한 비타민 C와 E, 아연 같은 무기질도 풍부해 피부가 부드럽고 깨끗해진다. 그런 점에서 다이어트와 미용에 더 없이 좋은 음식이라 하겠다.

기타

이외에도 다시마는 혈당을 떨어뜨리고 혈압을 낮추는 효과가 있다. 또, 이뇨 작용도 해 부종이 있거나 소변을 잘 못 보는 증상에 이뇨제와 함께 쓰이기도 한다.

주의

소화기가 약하고 속이 찬 사람의 경우 오래 먹으면 좋지 않다.

다시마는 하기下氣작용, 즉 기운을 아래로 내리고 뭉친 기운을 풀어주는 효과가 강하기 때문에 평소 심하게 기운이 약하거나 큰병을 앓은 다음이나, 위하수증, 자궁하수증 등이 있는 사람에게는 좋지 않다.

호박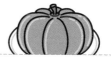

다이어트 할 때 좋은 간식, 단호박찜

호박은 한약재명으로 남과南瓜이다. 독을 없애고 부종을 내리는 효과가 있다. 비위脾胃의 기능을 활성화시키면서 이뇨 작용도 하기 때문에 요즘은 민간에서 달여 즙을 내어 산후 부종에 많이 이용하기도 한다. 이뇨 작용이 강한 것은 아니지만, 소화기의 약화와 함께 부종이 있는 경우에는 도움이 된다.

단호박은 100g 한 조각에 29kcal밖에 되지 않는 저열량 음식이므로 다이어트 음식으로 그만이다. 또한 담백하면서도 달착지근한 맛이 나서 다이어트하느라 단맛에 굶주려 있는 사람들에게 좋은 간식이 될 수 있다.

설탕과 같은 인공적인 단맛보다는 강하지 않지만 자연에서 느낄 수 있는 자연스러운 단맛은 충분히 느낄 수 있다.

호박전과 호박볶음을 해먹는 애호박도 좋은 다이어트 음식이다. 하지만 조리법에 따라서 칼로리가 달라질 수 있다. 호박볶음이나 호박조림은 100g 한 접시에 약 50kcal 정도의 비교적 저열량 음식이지만, 호박전은 작은 접시 분량의 열량이 약 90kcal나 되므로 조심해야 한다.

특히, 같은 호박을 이용한 음식이라고 해도 설탕을 많이 넣어 조리해야 하는 호박죽, 호박떡, 호박파이 같은 것은 200kcal가 훌쩍 넘어가므로 피하는 것이 좋다.

기타

호박의 주성분은 베타카로틴이다. 베타카로틴은 피부와 점막을 튼튼히 하고 저항력을 높여주며, 눈의 피로를 풀어주는 기능을 한다. 또 활성산소를 제거하여 암세포 발생을 막아주는 항산화 작용도 한다.

주의

붓기가 심한 경우에는 부종의 원인에 대해 진찰을 받는 것이 좋다. 부종의 원인은 다양해서 심장 이상으로 인한 부종, 신장

이상으로 인한 부종, 어혈로 인한 부종, 기체氣滯에 의한 부종 등 여러 가지 원인이 있을 수 있는데, 증상이 심하거나 오래 지속되는 경우라면 의사와의 상담이 필요하다.

호박잎에 쌈 싸먹기

호박잎은 섬유소와 비타민이 풍부하고 칼로리가 낮아 다이어트 식품으로 좋다. 또 체내의 산화 물질을 없애주며, 항암 효과도 있는 것으로 알려져 있다. 주로 익혀서 먹는 숙쌈으로 이용되는데, 찐 호박잎은 한 접시에 약 19kcal밖에 안 되는 저칼로리 음식이다. 밥을 싸서 강된장을 조금 얹어 푸짐하게 한 잎 먹으면 포만감도 생기고 맛도 좋은 별식이 된다.

가지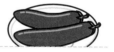

콜레스테롤을 낮추고 혈액 순환을 돕는다

가지는 한약재명으로 가자茄子이다. 혈중 콜레스테롤을 내리는 데 효과가 있으며, 혈관을 튼튼하게 하고 혈액 순환을 돕는다. 특히 보라색 가지에는 다른 야채와는 비교도 안 될 만큼 비타민 P가 많이 함유되어 있다. 비타민 P는 세포의 점착성과 모세혈관의 탄력성을 높이고 실핏줄의 출혈을 방지한다.

다이어트에 좋은 저열량 음식

가지는 수분 함량이 93%로 높고, 100g당 28kcal 정도의 저열량 음식으로, 대표적인 다이어트 음식이다. 고지방 식이와 함께 먹었을 때 콜레스테롤을 낮춰주는 효과가 있으므로 지방의 축적을 줄이는 효과도 있다.

가지나물, 가지찜, 가지냉국, 가지구이 등 여러 가지 요리로 만들어 다이어트에 활용할 수 있다.

항암 효과

최근에 가지는 보라색을 내는 색소인 안토시아닌이 항암 효과가 있다고 알려지면서 항암 음식으로 각광받고 있다.

가지에 함유되어 있는 식이섬유소는 대장암·유방암 등의 원인이 될 수 있는 동물성 지방인 콜레스테롤을 제거하는 효과가 있다. 일본 식품종합연구소 연구팀의 연구 결과에 의하면 가지는 발암 물질인 벤조피렌·아플라톡신, 탄 음식에서 나오는 물질 등에 의한 돌연변이 유발 억제 효과가 브로콜리와 시금치보다 두 배 정도 높게 나타났다고 한다. 또 암세포를 이용한 실험에서도 항암 활성이 높게 나타났다.

기타

가지는 성질이 서늘해서 열독을 제거하므로 대장 출혈, 종기
등을 치료하는 데 쓰이고, 피부 궤양 및 유방염에도 활용된다.

[참고] 비타민P
감귤류 색소인 플라본류를 총칭하는 화합물이다. 결합조직인 콜라
겐을 만드는 비타민C의 기능을 보강하여, 모세혈관을 튼튼하게
하고 순환을 촉진하며, 항균 작용을 한다.

도토리

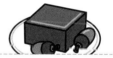

장을 튼튼하게

도토리의 한약재명은 상실橡實이다. 성질이 따뜻하며, 맛은
쓰고 떫떠름하다. 『동의보감』에 의하면 장腸을 수렴하여 설사를
멈추게 하고 튼튼하게 한다. 또한 속을 든든하게 해서 포만감을
준다고 알려져 있다.

기운이 없는 경우에도 좋고, 설사를 자주 하는 사람, 먹었다
하면 곧바로 화장실로 가야 하는 사람, 장이 차가워 장에서 소
리가 많이 나는 사람에게 좋다.

해독작용

무공해 상태로 산에서 구할 수 있는 도토리는 해독작용이 뛰어나다. 도토리에 함유된 아콘산 acornic acid이 인체 내부의 중금속 및 여러 유해 물질을 흡수해 배출시키는 작용을 한다.

도토리의 떫은 맛을 내는 탄닌 성분 역시 노화를 유발하는 체내 활성 산소를 제거하며, 피로 회복 효과가 뛰어나다.

다이어트 효과

도토리묵은 속을 든든하게 하면서도 100g에 40kcal밖에 되지 않는 저열량 음식이다. 또, 탄닌 성분에 의해 지방 흡수를 억제하여 체내 지방 대사를 개선시키므로 다이어트용 음식으로 아주 좋다.

주의

변비가 있는 사람은 복용하지 않는 것이 좋다.

탄닌 성분이 철분의 흡수를 방해할 수 있으므로 빈혈 약을 먹는 사람은 삼가야 한다.

깻잎

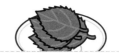

스트레스를 풀어주는 소엽, 특히 소화기 질환에 탁월

깻잎은 한약재명으로 소엽蘇葉이다. 강한 방향성 향기가 있는 것이 특징이다. 이렇듯 향기가 좋은 약재들은 주로 기氣 순환에 뛰어난 효과가 있다. 스트레스를 받거나 신경이 예민해져서 기氣가 막혀 순환이 좋지 않은 경우, 깻잎은 좋은 스트레스 해소용 음식이 될 수 있다.

특히 중초中焦의 기운을 풀어주는 효과가 뛰어나다. 비위脾胃에 기가 정체되어 헛배가 부르거나 가슴과 명치가 답답하고, 메스껍고 구토가 나는 등의 증상을 다스리는 데 좋은 효과를 보인다. 따라서 신경을 많이 써서 머리가 아프거나 소화불량으로 고생할 때는 상큼한 향이 살아 있는 깻잎을 먹어보자.

깻잎은 주로 비위에 작용하는 음식이므로 오래전부터 소화기 질환에 애용되어 왔다. 그러나 최근에는 이 깻잎이 위암 예방에 매우 효과적인 음식으로 알려져 새로운 관심을 불러일으키고 있다.

녹황색 채소에 대한 항암 효과에 대한 연구 결과, 우리가 식용하는 대부분의 채소는 암 예방 효과가 우수하다. 특히 깻잎은 그 중에서도 가장 효과가 뛰어난 채소로 나타났다. 위암 세포의 성장을 97%나 억제한다고 하므로 깻잎을 꾸준하게 섭취하면 위암에 걸릴 확률이 그만큼 줄어든다 하겠다.

깻잎 안에 있는 식물화합물 파이톨_{phytol}은 암세포만 제거시키는 자연 살해 세포의 활성을 높이고, 대식 세포 기능을 활성화시켜 병원성 대장균이나 다른 병원성 균을 제거하는 역할을 한다. 그리하여 인체의 면역 기능을 강화시키므로 결국 항암 · 면역력 증강 작용을 한다는 것이다.

초기 감기 치료

깻잎은 인체의 피부에 들어온 찬 기운을 흩어내는 성질이 있기 때문에 감기를 치료하는 데 흔히 쓰이는 한약재이다. 감기 초기, 으슬으슬 춥고, 머리가 아프고, 코가 막히는 증상이 있을 때 소엽 달인 물이 도움이 된다.

달인 물을 먹고 몸을 따뜻하게 하여 살짝 땀을 내주면 좋다. 소엽은 임신 중에도 쓸 수 있는 순한 약재여서 오래전부터 임신 중 감기 치료제로도 사용해왔다.

생선을 먹고 생긴 식중독 치료

깻잎은 생선이나 게를 먹고 생긴 식중독으로 복통, 설사가 날 때도 좋고, 음식물이 썩는 것을 방지하는 효과도 있다.

주의

깻잎은 조리를 할 때 가능하면 생으로 먹는 것이 영양 성분의
파괴를 막을 수 있다. 끓여서 먹기도 하지만 이럴 경우 맨 마지
막에 넣어 향을 살리는 것이 좋다.

소엽은 한약을 달일 때도, 후하後下(다른 약재보다 늦게 넣어 잠깐 달이
기)법을 쓰는 것이 일반적이다.

고등어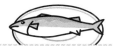

허약한 몸을 보하는 최고의 보약

고등어는 한약재명으로 오교어烏鮫魚라고 한다. 고등어의 약
성藥性을 보면 맛이 달고 성질이 따뜻하다고 되어 있다. 『중약본
초中藥本草』라는 책에 의하면 우리 몸을 보補하는 강장제이므로
병을 앓은 후나 산후에 몸이 허약해졌을 때 뛰어난 효과가 있다
고 나와 있다. 또한 체력이 약해 쉽게 지치는 경우 신경 쇠약에
도 효과적이다.

심장을 튼튼하게

지방이라고 다 나쁜 것은 아니다. 육류에 있는 지방과 달리 어류, 특히 고등어와 같은 등 푸른 생선에 있는 지방은 불포화 지방산으로, 우리 몸에서 좋지 않은 콜레스테롤의 수치를 낮추고 혈관을 보호하는 작용을 한다.

고등어의 지방은 혈소판이 혈관 벽에 붙는 것을 막아 혈전 형성을 방지함으로써 혈관을 보호한다. 더불어 혈관을 확장하는 작용도 하며, 염증을 억제하는 작용이 있어 손상된 혈관을 회복시키는 역할도 하는 것으로 밝혀졌다.

또한 면역 체계를 활성화시키면서 칼슘의 배출은 줄이고, 흡수는 증가시킴으로써 골다공증을 예방하는 효과가 있음이 증명되었다.

노화 방지, 치매 예방

고등어에는 오메가-3 불포화 지방산이 다량 함유되어 있다. 이 중 DHA 성분은 노화를 방지하고 치매를 예방하는 효과가 있다.

미국 LA 소재 캘리포니아대 신경과학자 그레고리 콜 교수팀은 치매를 유발하는 유전자가 주입된 생쥐가 DHA를 많이 먹으면 치매가 발병하지 않는다는 사실을 발견했다. DHA를 섞은 사료를 먹은 쥐는 그렇지 않은 쥐보다 기억력이 좋았고, 치매와 관련 있는 아밀로이드에 의한 뉴런의 변화가 적었다고 한다.

정약전의 『자산어보茲山魚譜』에는 고등어가 '간과 신장 기능을 돕는다'고 기록되어 있다. 한의학에서도 일찍부터 노화를 방지하고 뇌의 기능을 좋게 하려면 간과 신장을 보하여 정혈精血이 풍부해야 한다고 하므로 고등어는 동서양을 불문하고 건강한 노후를 위해 훌륭한 음식이라 하겠다.

항암 효과

고등어는 정어리, 전갱이, 꽁치와 함께 4대 등 푸른 생선 중 하나이다. 등푸른 생선에는 양질의 단백질 및 각종 비타민 등이 함유되어 있으나 무엇보다 생선에서 추출한 지방의 주성분인 EPA(에이코펜타엔산) 및 DHA(도코사헥사엔산)가 대장암 억제 작용을 하는 것으로 알려져 있다.

DHA는 고등어, 다랑어, 꽁치 등과 같은 등 푸른 생선에 다량으로 함유되어 있는 지방 성분이다. EPA의 암 억제 작용은 암의 증식, 전이, 말기의 각 단계에 영향을 미친다.

DHA는 프로스타글란딘의 활성 상태에 깊이 관여한다. 프로스타글란딘이 체내에서 작용하면 대장암이 발병하기 쉬운데, DHA가 프로스타글란딘의 활성을 저해하는 역할을 하므로 대

장암 억제에 탁월한 효과가 있다고 할 수 있다. DHA에는 활성
산소를 제거하는 효능도 있다.

표고버섯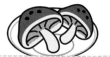

정기正氣의 쇠약 개선

표고버섯의 한약재명은 향고香菇이다. 신체의 정기正氣 쇠약
증, 피곤과 무기력증, 식은땀을 개선한다. 소화불량에 좋고 빈
혈에도 유효하다. 신체의 면역 조절 기능을 상승시켜 질병에 대
한 저항력을 높이는 효과가 있다.

혈압강하, 고지혈증 개선

혈압강하 작용과 고지혈증을 내려주는 효과가 있어, 육류 요
리나 기름을 이용한 요리를 할 때 곁들이면 보완 효과가 뛰어나
다. 표고버섯 달인 물을 꾸준하게 복용하면 성인병 예방에 도움
이 된다. 혈소판 응집을 억제하여 혈액 순환을 돕고, 항산화 작
용으로 인해 노화방지에도 좋으므로 성인을 위해 이보다 더 좋
은 웰빙 음식이 없을 것 같다.

다이어트 효과

표고버섯은 혈중 콜레스테롤과 중성 지방을 저하시키는 작용이 있어 체내 지방 축적을 감소시킨다. 생표고버섯 요리는 100g당 약 30kcal의 저칼로리 음식이다. 정기正氣를 보강하는 작용이 있고 배를 든든하게 하며, 빈혈을 개선하는 효과가 있으므로 저열량식을 할 때 발생할 수 있는 부작용을 완화시킬 수 있다.

표고버섯을 다이어트에 이용하려면 기름을 이용해 전을 부치거나 볶음을 해먹기보다는 불린 표고버섯을 살짝 데쳐서 양념을 해 무침으로 먹거나 야채비빔밥이나 구이로 먹는 것이 좋겠다.

항암작용

식용으로 알려진 대부분의 버섯류는 면역력 증진과 항암 효과를 가지고 있다.

버섯에 있는 다당체가 면역 세포를 증강시켜 암세포의 증식을 억제하는 역할을 한다. 이러한 다당체는 항원성이 약하고 부작용이 없는 것이 특징이다.

국립암센터와 동경대학 의학부 등에서 버섯의 항암 효과에 대해 연구한 결과를 보면 여러 종류의 버섯에서 항암 효과가 나타나는 것을 알 수 있다. 상황버섯, 송이버섯 등, 흔히 좋다고 알려진 고가高價의 버섯이 항암 효과가 가장 뛰어난 것은 사실이나(종양 저지율 90% 이상), 이에 못지않게 우리 주위에서 값싸게 구할 수 있는 표고버섯, 느타리버섯, 팽이버섯 등도 항암 효과가 뛰어난 것으로 나타났다(종양 저지율 80% 내외).

평소 버섯을 밥상에 자주 올린다면 혈액도 맑게 하고 면역력을 올려 암을 예방하는 효과도 얻을 수 있을 것이다.

연꽃씨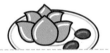

연꽃씨는 한약재명으로 연자육蓮子肉이다. 연꽃은 예쁜 꽃으로만 우리에게 기쁨을 주는 것이 아니라 잎, 뿌리, 과실의 방, 암술, 종자 등을 모두 약으로 쓸 수 있어 매우 유용한 식물이다.

이 중 연꽃의 씨앗인 연자육은 오래전부터 비장과 심장을 좋게 하는 한약재로 많이 쓰였으며, 요즘은 사찰음식이나 건강을 위한 약선藥膳 요리에도 많이 이용되고 있다.

심장의 화기火氣를 안정시키고, 마음을 편안하게 한다

연자육은 심장을 보강하고 정신을 안정시키는 효과가 있다.

한의학에서는 '심주신心主神'이라고 하여, 심장이 정신의 상태를 주관하는 기능이 있다고 했다.

많은 사람들이 정신은 뇌에서만 조절하는 것으로 알고 있지만 한의학에서는 사람의 몸과 마음이 따로 존재하지 않으며, 각 장부臟腑의 기능에 따라 우리의 정신활동과 감정들이 변화가 생긴다는 시각 아래 병을 치료해왔다. 심장은 이러한 장부의 활동 중에서도 정신에 관련하여 중앙관제센터 역할을 한다. 따라서 심장에 화기火氣가 심하거나 불안정하면 우리의 정신도 산란해지고 예민해지게 된다.

연자육은 이럴 때 신장을 부하고 화기를 조절하여 정신을 안정시키는 효과가 있다. 『동의보감』에 의하면 연자육은 정신을 보양하여, 많이 먹으면 성내는 것을 멈추고 마음을 밝게 하며, 장복하면 마음이 즐거워진다고 했다. 가슴이 쉽게 두근거리고, 예민하고, 잘 놀라며, 잠을 깊이 자지 못하고, 집중력이 떨어지는 사람에게 연자육차, 연자육죽은 좋은 약이 될 것이다.

108배 절운동을 하면 수승화강이 일어나 심장의 화기가 안정될 수 있는데, 절운동 전후에 연자육차를 곁들인다면 더욱 큰 효과를 얻을 수 있을 것이다.

소화기를 튼튼하게 하고 기운을 모아준다

언사육은 비장의 기능을 보하고 기운을 수렴하는 효과가 있어 설사가 오래 지속되는 경우에 좋다. 또, 기운을 수렴하므로 정액이 흘러나가는 유정遺精증, 부인들의 냉대하증과 같이, 기가 세어나가고 흩어져 문제가 되는 질환에 다른 약재와 함께 처방하여 유용하게 쓰인다.

『동의보감』에서는 연자육으로 죽을 쑤어 꾸준히 복용하거나 가루를 내어 물에 타먹는 방법, 돼지고기와 함께 쪄서 먹는 방법 등이 기술되어 있다. 이를 장복하면 몸이 가볍고, 포만감 때문에 소식을 하게 되어 장수한다고 한다.

 들깨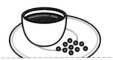

수승水升을 돕는다

들깨는 한약재명으로 임자荏子이다. 수승화강水升火降이라는 말에서 수승水升이 잘되려면 우리 몸에서 물의 기운을 주관하는 신장이 튼튼해야 하며, 신장에서 주관하는 정수精髓가 충만해야 한다.

신장에서 저장하고 관리하는 정精이라는 것은 우리가 생명을 유지하는 데 쓰이는 근본이 되며精爲根本, 정은 우리 몸의 지극한 보배가 된다고 했다精爲至補. 이 정이 기氣로 변하는 것이므로 정이 충만해야 기가 충만할 수 있다. 정을 잘 아끼고 보존해야 젊고 건강하게, 활기차게 생활할 수 있다.

씨앗류 음식들은 대개 신장의 정精을 보하는 성질이 있다. 들깨 역시 정수精髓를 보강하는 데 좋은 음식이므로 체력 보강과 노화 예방에 좋고, 머리카락에 윤기가 생기고, 피부가 매끄러워지는 효과를 얻을 수 있다.

머리를 총명하게 하고 치매를 예방한다

한의학에서는 예로부터 "뇌자 수지해腦者, 髓之海"라고 하여, 뇌의 기능이 정수精髓의 충만함과 연관이 많은 것으로 본다. 따라서 아이들의 머리를 좋게 하고, 치매를 예방하려고 할 때는 들깨, 호두, 검은콩, 잣과 같은 정수를 보하는 음식과 약재들을 많이 권유하게 된다.

특히 들깨에는 리놀렌산이 다량 함유되어 있다. 리놀렌산은 우리 몸에서 DHA와 EPA 등 다가불포화지방산으로 전환되어 심장병 예방뿐 아니라 가장 중요한 뇌세포의 정상적인 발달과 눈의 시상세포 성장에 기여한다. 실제로 최근 실험연구 결과에 의하면 들깨기름을 먹인 쥐의 경우 기억력이 좋아졌다고 한다.

총명한 우리 아이를 위해, 맑은 정신의 노부모님을 위해 들깨로 만든 음식을 준비해보자.

피부를 매끄럽게 한다

들깨는 특히 폐를 윤택하게 하는 효과가 있다. 수분을 보충하여 건조한 것을 촉촉하게 하므로 폐가 건조하여 마른 기침이 날 때 들깨를 먹으면 도움이 된다.

또한 한의학에서는 "폐주피모肺主皮毛"라고 하여, 폐가 촉촉하고 건강해야 피부가 윤택해진다고 했다. 따라서 폐를 촉촉하게 해줄 뿐 아니라 정精을 보하는 들깨와 같은 음식을 즐겨 먹으면 피부가 촉촉하고 매끄러워지는 효과를 얻을 수 있다.

주의

들깨에 있는 지방은 불포화지방산이므로 콜레스테롤을 내리는 효과가 있지만 지방 함량이 높기 때문에 너무 많이 먹으면 칼로리 과다로 살이 찔 수 있으므로 주의한다. 다이어트를 원한다면 소량을 다른 음식과 섞어 먹는 것이 좋겠다. 열량은 한 숟가락(8g)에 43kcal 정도이다.

양파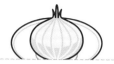

양파의 한약재명은 양총(羊蔥)이다. 매일 기름진 요리를 먹으면서도 중국인들이 건강을 유지하는 비법 중 하나가 바로 양파를 섭취하기 때문이다. 중국인들은 거의 모든 요리에 양파를 넣어 먹는다. 기원전 3000년경, 기록에 의하면 고대 이집트의 피라미드 건축에 동원된 노예들에게 체력 강화와 피로 회복을 위해 매일 양파를 먹였다고 한다.

본초학(本草學) 서적에 의하면 양파는 위장을 튼튼하게 하고 기운이 잘 소통되게 하며, 해독, 살충 효과가 있고, 염증을 치료하며, 관상동맥 확장작용과 지질 용해작용이 있어 관상동맥 질환에 사용한다고 했다.

최근의 연구 결과에 따르면 양파 섭취가 위암, 전립선암, 유방암 등의 발생을 예방하거나 감소시킨다고도 하니, 양파는 우리 주변에서 흔하게 구할 수 있는 값싼 먹을거리이면서 몸에 좋은 성분을 가득 담고 있는 보물 중의 보물이다.

지방 분해

양파는 맛이 맵고 따뜻한 성질을 가진 야채이다. 대개 성질이 맵고 따뜻한 음식들, 예를 들면 양파, 마늘, 고추, 파, 생강과 같은 음식들은 모두 혈액 순환을 촉진시키고 신진대사를 활성화시키는 특성이 있어 지방을 연소시키는 효과가 있다.

이 중에서도 양파는 매운 맛이 덜 자극적이면서도 약간의 단맛도 있어서 많이 먹어도 위장에 부담이 없다. 양파는 중성지방과 콜레스테롤과 같은 혈중 지질 성분을 낮춰주고 혈액을 맑게 한다. 때문에 체내 산소와 영양 공급을 원활히 하고, 동맥경화와 심장병 예방에 도움이 되며, 비만을 해결해 준다.

당뇨병과 비만 치료

양파의 유화 프로필이라는 성분은 혈당치를 낮추는 효과가 뛰어나 당뇨병 예방과 치료에 도움을 준다. 신기하게도 정상적인 혈당은 떨어뜨리지 않고 높은 혈당만 내려주면서, 혈당이 정상 수치가 되면 작용을 멈추는 것이 특징이다. 유화 프로필은 혈액 속의 포도당 대사를 촉진시키고 혈당치를 낮춰 당뇨병을 예방하고 인슐린 분비를 촉진시켜, 당뇨병 치료 효과가 뛰어나다.

비만 탈출을 위해서도 혈당의 적절한 조절은 매우 중요하다. 비만인 사람들은 과잉 섭취로 인해 고혈당이 지속되거나, 달고 맛있는 음식들에 의존하여 혈당을 급격하게 올렸다가 다시 급격하게 떨어지게 만들기 때문에 비정상적인 혈당 조절 상태가 반복되는 경우가 많다.

세포의 에너지원인 혈당이 제대로 쓰이지 못하고 남아돌거나 갈 곳을 잃게 되면 엉뚱한 곳, 즉 지방세포로 가서 쌓이게 된다. 당연히 불어나는 지방세포에 의해 비만증이 생기고, 심하면 인슐린 저항증이 생긴다. 그러면 근육과 각 장기 등의 조직들은 제대로 영양분을 받지 못해 에너지원이 고갈되는 비상 사태가 발생하게 된다.

따라서 비만 탈출을 위해서는 혈당을 서서히 올렸다 내리는 음식을 섭취해야 한다. 또, 남아도는 혈당을 내려주는 양파와 같은 음식을 통해 지방 축적을 막아야 한다.

해독작용

양파에는 간의 해독작용을 강화시키는 글루타치온 성분이 다량 함유되어 있다. 간의 해독 기능이 강화되면 체내 노폐물 배출이 원활해지고, 임신 중독증, 약물 중독증에 도움이 되며, 알레르기에 대한 저항력도 강해질 수 있다.

술을 마실 때 양파를 함께 먹으면 알코올로 인해 파괴되기 쉬운 비타민B$_1$의 흡수도 높이면서 술독을 중화시켜 간장을 보호해준다. 뿐만 아니라 양파는 간 속의 지질을 저하시켜 간을 건

강하고 튼튼하게 해주며, 피로 회복과 변비 치료에도 효과가
있다.

기타

비만, 당뇨 조절을 위해서는 생양파를 먹는 것이 좋다. 양파
껍질에는 항암 효과가 있으므로 껍질까지 함께 먹는 것도 좋다.

 쑥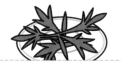

손발을 따뜻하게, 혈액 순환 증진

쑥의 한약재명은 애엽艾葉이다. 쑥은 봄에 가장 빨리 올라온
다. 천지가 아직 추운데도 쑥은 삐죽삐죽 푸른 싹을 내미는 양
기陽氣가 가득한 약초이다. 쑥의 성질은 따뜻하여 경락을 따뜻
하게 데우고, 찬 기운을 몰아내는 약효가 있다. 혈액 순환을 돕
기 때문에 손발이 많이 차거나 아랫배가 차가운 사람에게 매우
좋다.

자궁을 튼튼하게, 여성 질환의 명약名藥

『동의보감』에 의하면 쑥은 부인의 붕루崩漏(과다자궁출혈)와 냉대

하를 치료하는 효과가 있다. 또 임신을 가능케 하고, 안태安胎(유산 가능성이 있을 때 유산을 방지함)에 효과가 있다고 했다.

실제 임상에서도 쑥은 불임증, 임신 초기 유산 방지, 냉대하증, 자궁 출혈, 생리 불순 등 여성 질환의 치료를 위해 자주 처방되곤 한다. 이는 쑥의 성질이 따뜻하여 자궁의 찬 기운을 몰아내는 효과가 있을 뿐 아니라 면역력을 높여주고, 어혈을 풀고, 혈액 순환을 돕는 효과가 있기 때문이다.

또한 쑥을 태워서 쓰면 지혈 효과가 있어서 자궁 출혈을 멈추게 하며, 토혈, 코피 등도 멈추게 하는 효과가 있다.

아랫배가 차면서 배가 볼록 나온 경우

"저는 정말 조금밖에 안 먹는데도 배가 나와요"라고 하는 사람들이 있다. 특히 다른 부위는 말랐는데 유난히 아랫배만 나오거나 하체 위주로만 살이 찌는 사람들이 있다. 이런 사람들은 대개 아랫배가 차고 생리통이 심한 경우이다. 또 하체가 무겁게 느껴지며, 잘 붓는 증상이 동반된다.

몸이 차면 에너지를 잘 소모시키지 못하고, 몸에서 체지방을 축적시키려는 반응이 나타나게 된다. 그러면 자궁에 어혈이 생기게 되고, 수분대사도 원활하지 못해 이 같은 증상들이 나타나는 것이다.

이럴 때는 살을 뺀다고 무작정 굶게 되면 오히려 기초대사율이 더 떨어시게 된다. 또, 운동을 많이 하면 몸이 붓고 살은 안 빠지고 몸만 상하게 되는 역효과가 나기 십상이다. 이 경우에는 애초 계획하던 효과를 얻기 위해서는 무엇보다 몸을 따뜻하게 하고 어혈을 제거해주는 근본적인 치료를 해야 한다.

이때 쑥을 이용한 치료가 제격이다. 쑥즙을 마시거나 쑥차를 이용할 수 있고, 건조한 쑥 30~50그램을 가제수건에 싼 뒤 온수에 담가서 쑥목욕을 하면 말초 혈관이 확장되고 혈액 순환이 좋아진다. 또, 노폐물을 배출시켜 피부가 매끈해지는 효과도 얻을 수 있다.

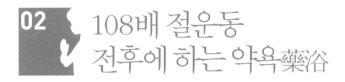

02 108배 절운동 전후에 하는 약욕藥浴

108배 절운동을 마치고 몸을 씻을 때, 약물을 이용한 반신욕을 하면 더 큰 효과를 얻을 수 있다.

예로부터 한의학에서 건강을 지키기 위해서는 "머리는 차게, 배는 따뜻하게" 해야 한다고 했다. 기의 흐름이 건강한 사람은 수승화강水升火降이 원활하다. 하지만 만성 질환을 앓아온 경우라든지 심한 스트레스가 있는 경우, 우리 몸은 수승화강의 자연스러운 조절 작용을 잃게 된다. 상열하한上熱下寒의 상태가 지속되는 것이다.

108배 절운동을 통해서도 이러한 불균형을 해소할 수 있지만 반신욕을 하면 더욱 큰 효과를 얻을 수 있다.

이때 단순히 따뜻한 물만 이용하기보다는 증상에 맞게 한약재를 첨가하여 약욕藥浴요법을 겸한다면 일석이조의 효과를 얻을 수 있다.

필자의 병원에서는 수지료를 질병 치료에 적극적으로 이용하고 있는데, 손발을 담가 치료하는 방법과 반신욕을 하는 방법 두 가지로 이루어진다. 특히, 사자발쑥을 5개월 이상 발효시킨 효소액을 물에 타서 약욕藥浴요법을 시행하고 있는데, 그 효과가 탁월하다. 따뜻한 물로만 하는 것보다 혈액 순환 효과가 더욱 뛰어나며 피부를 통해 노폐물을 배출시키는 효과가 배가된다.

약욕 치료 전후의 혈압과 맥박 등을 체크해보면 일반적으로 혈압은 내려가고 맥박은 빨라진다. 땀을 통해 노폐물이 배출되는 효과도 있다. 이는 같은 시간 동안 운동을 열심히 한 것과 그 효과가 같다.

흥미로운 것은 반복 시행할 경우 평소 혈압이 높던 사람은 혈압이 떨어지고, 심한 저혈압이 있는 사람은 혈압이 올라가면서 정상 범위 혈압으로 조정되는 경우가 많다는 것이다.

약욕은 수족냉증, 혈액 순환 개선의 효과뿐만 아니라 수승화강을 돕기 때문에 감기 치료, 중풍 후유증 개선, 여성 질환 치료, 근골격계 통증 완화, 고혈압, 당뇨, 비만증 등의 치료 시에도 많이 활용되고 있다.

■ 올바른 반신욕 방법

1) 물의 온도는 38~42도 정도가 좋다. 하지만 계절에 따라, 개
   인의 몸 상태에 따라, 그 날의 컨디션에 따라 약간씩 조절하
   는 것이 좋다.

   계절이 여름인 경우, 기운이 약하거나 평소 혈압이 높은 사
   람의 경우에는 약간 온도를 낮추어 38~39도로 맞추는 것이
   좋다. 반대로 계절이 겨울인 경우, 기력이 좋고, 혈압이 낮거
   나 정상인 사람의 경우에는 약간 높은 온도를 택해 40~42도
   사이로 조절하는 것이 적당하다.

2) 물을 받을 때는 공간을 잘 밀폐시켜 욕실 안을 더운 김으로
   충분히 따뜻하게 해놓아야 한다.

3) 물에 들어가기 전에 먼저 발과 하체에 더운 물을 끼얹은 후
   에 입욕한다. 이렇게 해야 갑작스런 온도 변화 때문에 몸에
   무리가 가는 일이 없고,
   상·하체의 온도 차이
   를 줄이게 된다.

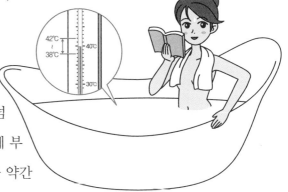

4) 욕조에 앉았을 때
   물의 높이는 명치를 넘
   지 않도록 한다. 심장에 부
   담이 되는 경우는 배꼽 약간

위의 높이 정도로 낮추는 것이 좋다.

5) 지속 시간은 20~30분 정도가 적당하다. 특히, 평소 저혈압이 있거나 기운이 약한 사람의 경우 너무 오래 하게 되면 기력 소모가 심해져서, 물에서 나올 때 어지럼증을 심하게 느낄 수 있으므로 장시간 하지 않도록 주의한다.

6) 반신욕 도중 추위를 느끼면 어깨에 수건을 둘러주면 좋다.

7) 반신욕을 마친 후에는 양말을 신고 하반신에 속옷 또는 타월을 덮어 보온을 해준다.

8) 열이 나거나 부기가 있을 때는 삼가는 것이 좋다. 또한 편도선염, 눈병, 종기 혹은 화농 증세가 있을 때도 해로우니 주의한다. 식사 바로 전후의 목욕도 피하도록 한다.

9) 약욕藥浴을 한 다음에는 약액이 피부를 통해 흡수되면서 효과를 낼 수 있으므로 비누를 이용해 씻어내는 것은 피한다. 약욕 전에 먼저 비누를 이용한 샤워를 간단히 한다. 약욕 후에는 따뜻한 물을 끼얹은 후 마무리한다.

10) 특정 질환을 치료하고자 할 때는 본인에게 맞는 약재를 처방받아야 한다. 또, 약욕藥浴요법 후 피부 발진 등이 있을 때는 중단하고 바로 한의사와 상담을 해야 한다.

■ **한방 약욕제**

1) 박하 – 스트레스가 심하고 두통이 있을 때

2) 계지 – 손발이 차고 아랫배가 찰 때

3) 쑥 – 불임, 냉대하, 생리통과 같은 여성 질환이 있을 때

박하

  박하는 휘발성 정유가 함유되어 있어 향기가 좋으므로 약욕을 하면 기분까지 상쾌해진다. 시원한 성질과 기운을 가볍게 발산시키는 효과로 인해 스트레스 해소에 도움이 되며, 기분을 좋게 하고, 두통과 눈의 통증을 가라앉히는 효과가 있다.

  또한 박하는 한방에서 감기 치료제로도 이용되는 만큼 감기로 인한 열과 두통, 땀이 안 나는 증상이 있을 때도 효과가 있다.

  [방법] 건조된 박하 50g에 물 1ℓ를 붓고 끓여서 약즙을 걸러낸다. 박하는 휘발성이 강하므로 살짝만 끓여내야 한다. 다른 약재보다 물의 양을 적게 하고, 달이는 시간도 10분 정도로 짧게 한다. 이때 만약 달이는 일이 번거롭다면 박하를 면주머니에 넣은 뒤 욕조물에 담가 따뜻한 물에 성분이 우러나게 할 수도 있다.

계지

계지는 육계나무의 어린 가지이다. 계지는 성질이 매우 따뜻한 약재로서 피부의 찬 기운을 몰아내는 역할을 한다. 특히 손과 발의 혈액 순환에 뛰어난 효과를 보인다. 따라서 초기 감기 치료, 사지 관절의 통증, 수족 냉증 등이 있을 때 많이 사용되고 있다.

[방법] 계지 50g에 물 2ℓ를 붓고 1시간~1시간 30분 정도 달여서 약즙을 걸러낸다. 달여지면서 물이 절반 정도로 줄어들게 하면 되는데, 불이 너무 세면 물이 졸다 타게 되므로 불 조절에 신경을 써야 한다. 약 성분을 잘 우러나게 하기 위해 계지는 잘게 잘라 달이는 것이 좋다.

이렇게 만들어진 약재를 욕조물에 넣고 반신욕을 하면 된다. 수족 냉증이 있는 경우 반신욕 대신 손발을 담가주는 것도 좋은 방법이다.

애엽(쑥)

쑥은 성질이 따뜻하여 기혈과 경맥을 따뜻하게 하므로 자궁과 하복부가 허약하고 차서 생기는 각종 여성 질환에 도움이 된다. 생리 불순, 생리통, 냉대하, 불임증 등에 뛰어난 효과가 있다.

또한 피부 노화를 방지하고 혈액 순환을 촉진시켜 노폐물 배출을 용이하게 하므로 매끈하고 건강한 피부를 가꾸는 데도 도움이 된다.

[방법] 건조된 쑥 50g에 물 1ℓ를 붓고 30분간 끓여서 약즙을 걸러낸다. 이렇게 만들어진 약재를 반신욕 때 욕조물에 넣는다.

이때 만약 달이는 일이 번거로울 때는 쑥을 면주머니로 싸서 욕조물에 담가 약액이 우러나오도록 해도 좋다. 성분이 더 잘 우러나게 하려면 쑥을 잘게 잘라서 담가야 한다.

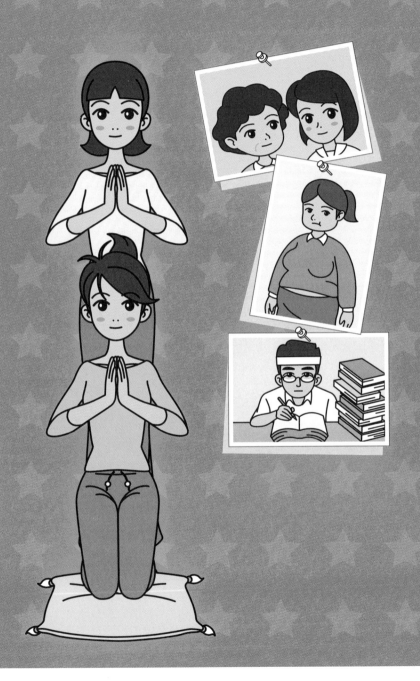

4장
108배 절운동의 효능을 경험한 사람들

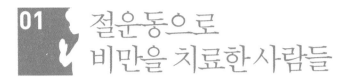

01 절운동으로 비만을 치료한 사람들

얼마 전, 필자는 병원을 찾아온 환자들의 협조를 구해 간단한 실험을 해보았다. 지금껏 비만 때문에 찾아온 이들에게 여러 가지 방법의 한방 치료를 하면서 108배 절운동을 자주 권해왔다. 그런데 순수하게 108배 절운동만으로 단시간에 얼마나 살이 빠지는지 객관적인 데이터를 알고 싶었다.

그래서 별다른 증세가 없는 단순 비만인 경우, 치료가 화급하지 않은 몇 사람에게 협조를 구해 하루 한 차례 108배 절운동만으로 어느 정도 다이어트 효과를 볼 수 있는지를 실험했다. 그 결과는 예상보다 훨씬 위력적이었다. 단 2주 만에 체중과 체지방이 눈에 띄게 변화했다. 다음은 그 결과를 보여주는 사례이다.

여자 28세

절을 시행한 기간 : 8월 11일 ~ 8월 23일 : 13일간

시행 중 느낀 점 : 절을 하는 동안 기분이 상쾌하고 가슴이 시원해지는 것을 느꼈다. 피로감이 줄고, 몸이 가벼워진 느낌이다.

■ 체성분 검사의 변화

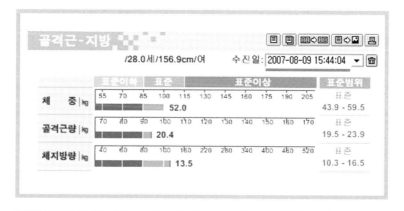

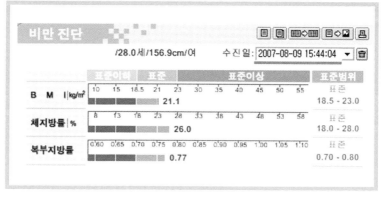

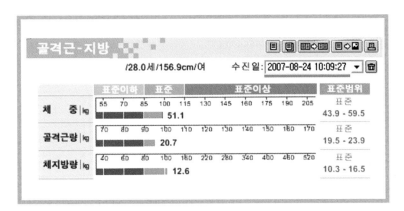

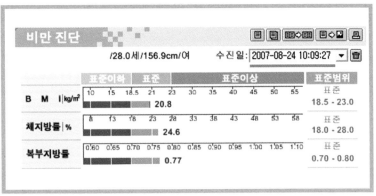

	▶ 8월 9일(108배 전)	▶ 8월 24일(108배 후)
체중	52kg	51.1kg
체지방량	13.5kg	12.6kg
체지방율	26%	24.6%
부종지수	0.345/0.392(약한 부종)	0.337/0.384(정상)

■ 자율신경 검사의 변화

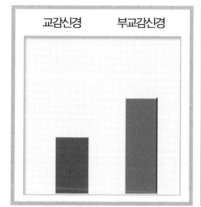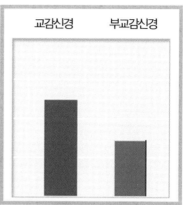

자율신경의 균형은 교감 : 부교감신경이 5:5 혹은 6:4 정도의 비율일 때 정상으로 본다.

▶ **8월 9일(108배 전)**
부교감신경이 항진되어
있는 상태였음.
교감 : 부교감 = 약 4 : 6으로
역전되어 있음.

▶ **8월 24일(108배 후)**
교감신경이 올라가고
부교감신경이 내려가면서
교감 : 부교감 = 약 6 : 4로
변화가 생기면서, 정상 상태로
변함.

이 환자는 원래 비만증은 아니나 근육량이 부족하고 체지방량이 많아 평소 부종이 있고, 쉽게 피로감을 느끼며, 체력이 허약한 상태였다.

식사 조절을 비롯한 다른 조절 전혀 없이, 2주간 108배를 매일 시행한 결과 체지방량이 0.9kg이 빠지고, 체지방율이 1.4% 감소하였으며, 평소의 피로감과 부종 상태가 개선되었다.

또한 자율신경 검사에서 부교감신경이 항진되어 있었으나 108배 시행 후 측정 결과, 교감신경과 부교감신경의 균형이 정상을 회복했다. 이 경우 스트레스에 대한 저항력도 좋아질 수 있고, 피로감 감소도 기대할 수 있다.

사례 2

남자 25세

절을 시행한 기간 : 8월 11일 ~ 8월 24일 : 14일간

시행 중 느낀 점 : 절을 하면서 땀이 많이 났고, 생각보다 큰 운동이 되었다. 처음 70배 정도 할 때는 너무 힘이 들어 고비를 느꼈지만 하면 할수록 고비를 느끼는 시기가 늦게 나타났다.

처음에는 무릎과 허벅지가 많이 아프고, 바닥에 배기는 느낌이 났지만 반복할수록 오히려 무릎이 아프지 않았다.

■ 체성분 검사의 변화

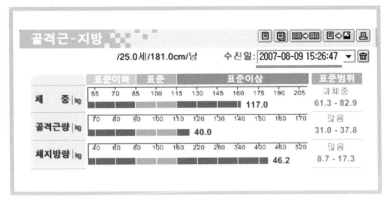

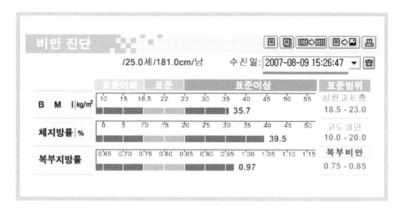

비만 진단

/25.0세/181.0cm/남   수진일: 2007-08-09 15:26:47 ▼ 🗑

		표준이하	표준	표준이상	표준범위
B M I	kg/㎡	10 15 18.5 22 23 30 35 40 45 50 55		35.7	상한과체중 18.5 - 23.0
체지방률	%	0 5 10 15 20 25 30 35 40 45 50		39.5	고도비만 10.0 - 20.0
복부지방률		0.65 0.70 0.75 0.80 0.85 0.90 0.95 1.00 1.05 1.10 1.15		0.97	**복부비만** 0.75 - 0.85

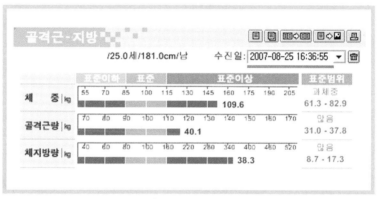

골격근-지방

/25.0세/181.0cm/남   수진일: 2007-08-25 16:36:55 ▼ 🗑

		표준이하	표준	표준이상	표준범위
체 중	kg	55 70 85 100 115 130 145 160 175 190 205		109.6	과체중 61.3 - 82.9
골격근량	kg	70 80 90 100 110 120 130 140 150 160 170		40.1	많음 31.0 - 37.8
체지방량	kg	40 60 80 100 160 220 280 340 460 460 520		38.3	많음 8.7 - 17.3

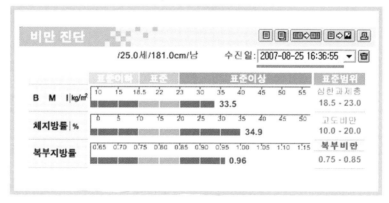

비만 진단

/25.0세/181.0cm/남   수진일: 2007-08-25 16:36:55 ▼ 🗑

		표준이하	표준	표준이상	표준범위
B M I	kg/㎡	10 15 18.5 22 23 30 35 40 45 50 55		33.5	상한과체중 18.5 - 23.0
체지방률	%	0 5 10 15 20 25 30 35 40 45 50		34.9	고도비만 10.0 - 20.0
복부지방률		0.65 0.70 0.75 0.80 0.85 0.90 0.95 1.00 1.05 1.10 1.15		0.96	**복부비만** 0.75 - 0.85

▶ 8월 9일(108배 전)

체중 : 117kg

체지방량 : 46.2kg

체지방율 : 39.5%

내장지방 : 194.2

복부 둘레 : 114.7cm

▶ 8월 24일(108배 후)

체중 : 109.6kg

체지방량 : 38.3kg

체지방율 : 34.9%

내장지방 : 165.5

복부 둘레 : 108.9cm

■ 자율신경 검사의 변화

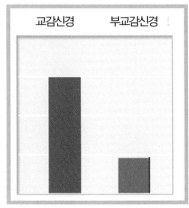
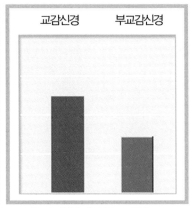

자율신경의 균형은 교감 : 부교감신경이 5:5 혹은 6:4 정도의 비율일 때 정상으로 본다.

▶ 8월 9일(108배 전)

교감신경이 과항진되어 있는 상태였음.

교감 : 부교감 = 약 8:2 정도로 불균형 상태임.

▶ 8월 24일(108배 후)

교감신경이 내려가고 부교감신경이 올라가면서

교감 : 부교감 = 약 6.7:3.2로 변화가 생기면서 정상에 가까운 상태로 변함.

이 환자는 체중이 117kg이나 나가는 심한 비만 상태였다. 아직 젊은 나이어서 비만으로 인한 심한 합병증이 있는 것은 아니었지만 처음 108배를 시작할 때 비대한 몸집 때문에 남들보다 동작 자체가 쉽지 않은 상태였다. 그러나 2주간 열심히 108배를 시행하였고, 그 결과 매우 놀라운 변화를 경험하게 되었다.

식습관이나 일상생활에 특별한 변화가 있었던 것도 아니고, 특별히 식사 조절도 하지 않았음에도 불구하고, 2주간 절운동을 하고 난 후 체중이 무려 7.4kg이나 빠졌다. 그것도 체지방량 위주로 빠지면서 다른 체성분은 올라가, 순수하게 체지방량만 7.9kg나 빼진 것이다. 내장지방량도 많이 감소되어, 복부 둘레가 약 6cm 정도 줄어들었다.

자율신경 검사상으로도 호전 반응을 보였는데, 교감신경 과항진 상태였던 것이 108배 이후 정상 비율에 가깝게 안정되는 양상을 보였다. 교감신경 항진 상태가 지속되면 평소 긴장과 스트레스에 그대로 노출되게 되고, 수면의 질이 좋지 못하고, 감정적으로 쉽게 흥분하거나 짜증을 낼 수 있다. 그런데 이러한 상태가 안정화된다는 것은 108배를 통해 수승화강이 되면서 일어나는 신기한 변화일 것이다. 108배가 인체를 조율해주고 수렴해주는 효과가 있다는 것을 다시 한 번 확인할 수 있는 결과라 하겠다.

최근 108배 절운동이 다이어트에 효과가 있다는 사실이 조금씩 알려지면서, 이를 다이어트 방법으로 활용하고 있는 사람이 늘어나는 것 같다. 인터넷 검색 결과 많은 경험들이 카페와 블로그에 올라와 있었다.

이들은 모두 순수하게 108배 절운동만으로 다이어트를 한 사례들이라 할 수 있다. 이 중에서 몇 사람들의 경험을 소개하고자 한다.

사례 3

어느 정도 연령대가 있는 분인 듯한 이분은 처음 시작할 때는 다이어트를 목적으로 한 것은 아니라고 한다. 어디가 특별히 아파서도 아니고, 괜히 몸과 마음이 무거워 무언가에 매달리면 나아질까 하는 마음에서 시작했다.

운동삼아 절에 다니면서 108배를 했다. 걸어서 15분 정도의 가까운 곳에 절이 있었다.

처음 얼마 동안은 걷는 것도 힘들었다. 대개 차를 타고 움직여 평소 걷기조차 안 한 데다, 운동도 안 하는 습관 때문에 다리가 무척 아팠을 것이다.

게다가 허리가 끊어질 듯이 아팠다. 너무 아파서 복대까지 하고 다녔다. 차라리 걸을 때는 괜찮은데, 횡단보도에서 신호를 기다리고 서 있자면 너무 통증이 심해서 저절로 허리에 손이 갔다.

아픈 부위는 허리에서부터 등쪽 살이었다. 누가 밑에서 잡아 당기는 듯한 고통이라고 하는 걸 보면 이 역시 운동 부족에서 오는 근육통인 것 같다. 척추를 지탱하는 근육이 너무 약해져 있어 허리를 굽혔다 폈다 하며 절을 하는 것 자체가 힘겨웠다. 어떤 운동이든 그동안 안 쓰던 근육을 쓰면 당연히 근육통이 생기기 마련이다.

어쨌든 이분은 그래도 포기하지 않고 허리를 주물러가면서 108배를 계속했다. 그러자 어느 순간부터는 전혀 허리 근육이 아프지 않았다. 꾸준한 절운동으로 등과 허리 근육이 강화되었 으니 당연한 결과일 것이다.

그런데 놀라운 것은, 전혀 기대하지도 않았는데 체중이 4kg 이나 줄었다는 것이다. 그동안 밥을 굶으면서까지 다이어트를 많이 해봤기에, 이 정도쯤은 밥 한 번만 잘 먹어도 다시 제자리 로 돌아갈 것이라 생각했다. 요요현상이 올까 내심 걱정이 되기 도 했다.

그런데 그로부터 7개월이 지났지만 체중이 원래대로 돌아가지 는 않았다. 누우면 뼈가 바닥에 닿는 느낌이 느껴질 정도라고 한다.

사례 4

이분은 딸이 108배 절운동으로 살을 뺀 경우이다. 약 한 달 동안 75kg에서 63kg으로, 무려 12kg이나 빠졌다며 놀라워했다. 경험담 일부를 소개하고자 한다.

절을 한다는 것은 자기를 낮추는 것이다. 아니 자기를 비우는 것이다. 마음이 텅 비면 그곳이 은혜로 채워진다. 우리의 온갖 에고ego, 즉 욕심 덩어리를 놓아버리는 것이다.

그래서 108배를 한다는 것은 절대자에게 자신을 맡기는 것이기도 하다. 그래서 마음이 정화된다. 마음이 정화되는 것이 곧 수양이다.

주제로 돌아가서, 108배를 하는 데 20분이 걸리면 시간을 30분으로 정해놓고 하면 된다.

10분 후부터는 땀이 흐르기 시작한다. 20분 후부터는 땀이 비 오듯이 흐를 것이다. 이때부터는 지방이 분해되기 시작하는 시기이다.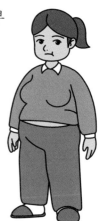

30분이 지나면 몸과 마음이 훨씬 가벼워진다.

나는 아직 시작하지 않았지만 곧 시작하려고 한다.

딸아이가 한 달 동안 하고 있는데, 몸무게를

얼마나 뺐을까.

믿기지 않을지 모르겠지만 우리 집 딸아이를 본 사람은 알 것이다. 딸아이는 한 달 만에 108배 다이어트로 10kg 이상을 감량했다.

키 175cm에 75kg. 108배 다이어트를 시작한 지 한 달이 조금 지난 지금의 몸무게는 63kg이다.

정신적으로도 수련이 되어 성격도 바뀌었다. 108배 다이어트를 하면서 교만한 마음이 사라졌다. 부모와 동생과 친구들을 상대방 입장에서 생각하는 겸허한 자세를 배웠다.

배가 나온 뚱뚱한 친구들이여, 108배에 대한 거부감만 없다면 과감히 시작해보기를 권한다.

108배로 찾은
모녀의 행복

경기도 오산에서 한복집을 경영하던 윤 씨는 언제부터인가 하루 일과의 대부분을 자신의 아파트 거실에서만 보내고 있었다. 지병인 당뇨가 심해져서 한복 가게마저 그만둔 지 반 년도 지나지 않았을 무렵이었다.

힘든 가게 일을 그만두고 집에서 좀 쉬면 나아질까 했는데, 그것조차 터무니없는 욕심이었던가 보다. 오히려 병은 자꾸만 깊어갔다. 잠시 서 있는 것조차 힘들어서 주방 일도 점차 힘겹게 느껴졌다. 싱크대 앞에 오래 서 있는 것을 피하기 위해 휴대용 가스렌지를 바닥에 내려놓고 밥을 할 정도였다.

윤 씨는 고등학교 3학년인 딸과 단둘이서 산다. 남편은 몇 해 전에 직장에서 사고가 나 먼저 떠나보냈다. 어떻게든 가게를 끌어나가야 하는 형편이었지만 병이 워낙 깊어져 한숨만 쉬어야 하는 처지가 된 것이다.

윤 씨는 잠도 거실에서 잤다. TV 때문이다. 윤 씨의 유일한 친구는 TV뿐이다. 소파에 앉거나 누워서 채널을 돌리는 것이 윤 씨의 유일한 낙이다. 끼니 때가 되면 씽크대에서 간단히 준비한 뒤, 바닥에서 마무리를 한다. 도마도 바닥에 내려져 있고, 가스렌지도 바닥에 있다.

딸이 돌아오면 식탁에 밥상을 차려주지만 자신은 앉은뱅이 밥상을 이용한다. 둘이 함께 밥을 먹는 시간은 휴일 말고는 거의 없지만 그때도 바닥의 밥상을 이용한다. 빨래는 딸이 돌아올 시간에 맞춰서 세탁기로 돌려놓으면 딸이 널어준다.

바닥이 편한 건 한복집에서 익은 오랜 습관 때문이다. 미싱을 돌릴 때를 빼고는 거의 바닥에 늘어놓고 일을 했다. 혼숫감을 장만하러 오는 손님이 들어와도 이불 등속을 바닥에 늘어놓으며 옆자리에 차 쟁반을 마련했다.

가게를 그만둘 때만 하더라도 윤 씨는 자신이 이렇게 생활할 줄은 꿈에도 몰랐다. 그때는 그저 가게 일이 너무 힘들어서 병이 심해지는 것 같아 용기 있게 가게를 처분하긴 했지만 앞으로 딸아이를 대학에도 보내고

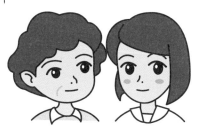

시집도 보내기 위해서는 집에만 있을 수는 없는 일이다.

그러나 건강이 이래서는 아무것도 할 수가 없다는 판단이 들었다. 과감하게 가게를 처분하고 푹 쉬면서 건강부터 회복하자고 결심했다.

하지만 결과는 참담했다. 병원 갈 때마다 받아 오는 한 꾸러미의 약봉지도 꼬박꼬박 줄여나가고, 혈당도 수없이 체크하며, 더는 찌를 장소가 없을 정도로 수없이 주사바늘을 찔러댔는데도 결과는 달라진 것이 없었다.

소파에 누워 채널을 돌리면서도 돈 걱정뿐이다. 다행히 남편의 보상금이 그대로 남아 있다. 자신에게 무슨 일이 생기면 이것으로 딸에게 무엇을 어떻게 해줄지에 대한 계산을 하고 또 한다.

안 그래도 아버지를 잃은 딸아이에게 너무 미안한 마음이 든다. 아무것도 해주지 못하고 그 딸을 혼자 남겨둘 생각을 하니 자신의 신세가 참으로 한탄스럽기도 했을 것이다.

더도 말고 4년.

4년 뒤에 딸아이가 대학을 졸업하면 곧바로 결혼시킬 생각이다. 그때까지만 죽지 말고 버텨보자는 것이 윤 씨의 애처로운 희망이다.

108배를 만난 것은 그 무렵이었다.

수능 100일. TV 화면에는 부모들이 절에 모여들어서 자식들을 위해 기도를 하고 있었다. 윤 씨는 머리카락이 쭈뼛했다고 한다. 자신은 딸아이를 위해 아무것도 못해 주고 있다는 사실을 깨닫고 눈물이 핑 돌았다.

전화로 사촌 여동생을 불렀다. 아파트 뒤편 야산 약수터 가는 길에 조그마한 암자가 있는데, 거기로 데려가 달라고 했다.

절은 생각보다 무척 힘들었다. 그러나 여기서 이대로 죽더라도 최소한 이것만큼은 딸에게 해주고 싶었다. 이를 악물고 부축을 받아가며 마침내 108배를 끝냈다.

그러나 윤 씨는 집으로 돌아가는 대신 병원으로 실려 가야 했다. 사흘 동안이나 병실 신세를 졌다. 한숨이 나왔다. 딸을 위해서 죽기를 각오하고 한 일인데, 덕분에 딸은 이 아까운 시간에 사흘 동안이나 직접 밥까지 챙겨 먹어야 했다.

퇴원하고 나서 며칠이 지났을 때였다. 윤 씨는 자꾸만 야릇한 유혹에 사로잡혔다. 또다시 절을 하고 싶은 충동을 느낀 것이다.

그 날, 절을 스무 번쯤 남겨두었을 무렵, 갑자기 가슴이 서늘해지는 느낌이 들었다. 온몸에 땀이 비 오듯이 흐르고, 다리는 금방 쓰러질 듯이 후들거리며, 숨이 턱턱 막혀왔을 때였다. 가슴 한복판 명치 부근에서 무언가 서늘한 것이 밀고 들어오는 기분이 들었다. 윤 씨는 그 느낌을 학창시절 오래달리기를 막 끝냈을 때의 느낌과 비슷하다고 표현한다.

남편의 죽음으로 큰 충격을 받은 이후, 지병은 자꾸 깊어가고 몸은 움직이기 힘든 상태에서 자신의 죽음보다 딸 걱정을 먼저 해야 했던 그 시절, 윤 씨는 한 번도 가슴이 시원하게 뚫려본 적이 없었을 것이다. 근심과 울화만 가득했을 것이다.

아주 짧은 시간이었지만 그것들로부터의 해방감이 너무나 강렬해서 윤 씨는 다시 한 번 사고를 저지르고 만다. 그리고 또 한 번 입원을 하게 되었고, 딸에게 다시는 안 그러겠다는 약속을 해야 했다.

하지만 그 약속을 지킬 수가 없었다. 자꾸만 그리로 가고 싶은 유혹을 떨칠 수가 없었다. 어쩌면 윤 씨의 육신이 그것을 강렬하게 원했는지도 모르겠다. 우리 몸에서 부족한 영양소가 있으면 그것을 채울 수 있는 음식이 자꾸 먹고 싶어지는 것처럼 말이다.

윤 씨는 딸아이 몰래 암자를 다니기 시작했다. 암자를 지키는 스님은 윤 씨가 절에 대한 유혹을 떨쳐버릴 수 없었던 것은, 그동안 쌓여 있던 울화가 터져 씻겨나가면서 가슴이 시원해지는 것을 느꼈기 때문이라고 말해 주었다.

윤 씨는 이번에는 절대 무리하지 않고 열 번이나 스무 번 정도만 했다. 다행히 별다른 무리는 없었는데, 감질이 나서 못 견딜 정도였다. 그러면서 스님에게 이젠 그만 오겠노라고 인사를 했더니, 스님은 윤 씨에게서 약 냄새가 난다며 절 방석을 하나 내주었다.

"오기 힘들면 집에서 해요. 기왕 한 거, 약 기운 다 빠질 때까지는 해야지."

그제서야 윤 씨는 그동안 절이 끝나면 법당 문을 열어두고 나가라는 말이 무슨 뜻이었는지 알고 죄송한 마음이 들었다. 자신은 몰랐지만 윤 씨가 흘린 땀에서 약 냄새가 심하게 났던 모양이다.

윤 씨의 108배는 그날부터 본격적으로 시작되었다.

윤 씨는 남편이 떠난 이후로 잘 안 들어가게 되던 자기 방에서 절을 했다.

앨범에서 남편 사진을 한 장 꺼내 벽에 걸고는 딸아이 시험 잘 보게 해달라며 절을 했다. 사진 밑에는 조그마한 소반을 놓고 딸아이 방에서 가져온 책을 날마다 한 권씩 바꿔가면서 절을 올렸다.

절을 하는 동안 어떤 날은 남편 생각에, 어떤 날은 딸 걱정에 가슴이 아파왔다. 그리고 몇 년 동안 울지 않으려고 자꾸만 가슴 속으로 밀어넣었던 것들이 하나둘씩 터져나오면서 하염없이 눈물이 흘렀다.

절은 주로 딸아이가 학교 간 뒤 아침 시간에 했는데, 언제부턴가는 남편 생각이 날 때마다 절을 했다. 연속극을 보다가도 모녀간의 애틋한 이야기가 나오면 자연스럽게 자신의 딸 걱정을 하게 되고, 그러면 또 방으로 달려가서 남편 사진을 보며 절을 올렸다.

그동안 시간이 꽤 흘렀다. 딸아이가 수능 시험을 치렀으니 석 달은 흘렀겠다.

어느 날 저녁, 사과 접시를 들고 딸아이 방으로 들어갔더니 딸이 고개를 갸우뚱한다.

"엄마, 요즘 밥은 먹어?"

느닷없는 물음에 윤 씨는 눈만 동그랗게 떴다.

"핼쑥해, 얼굴이."

"그래?"

윤 씨가 거울을 본 것은 실로 몇 달 만이었다. 아니 1년이 넘었을지도 모른다. 욕실로 들어가는 모서리 벽에 큰 거울이 걸려 있는데, 윤 씨는 자기 얼굴이 보기 싫어서 욕실을 갈 때마다 얼굴을 돌리고 들어가는 습관이 생겼다. 심지어는 욕실 전면에 있는 큰 거울도 보기 싫어서 욕실을 나올 때까지 고개를 숙인다고 했다.

곧바로 저울로 달려갔다. 몸무게도 자주 체크해야 했지만 윤 씨의 저울은 냉장고 옆 구석으로 밀려나 있었다. 몸무게를 달아 보니 무려 18kg이나 줄어 있다. 혹시 저울이 잘못되었나 하여 쿵쿵 굴러보았는데도 바늘은 휘청거리다가 다시 제자리로 돌아 왔다.

그러고 보니 이상한 점이 너무 많다. 딸에게 과일 접시를 갖다준 것부터 이상하다. 보통은 과일을 깎은 다음 딸아이를 부르면 딸이 나와서 받아 갔는데 말이다.

인슐린 주사를 빼먹은 것도 그렇다. 요즘 와서 가끔 그런 일이 생긴다. 마치 자신의 생명줄이라도 되는 양 윤 씨는 철저하게 주사 시간을 지켜왔는데, 요즘은 몇 차례나 깜박 잊어버리기를 반복했다. 다행히 혈당 수치가 큰 이상을 안 보여 고마울 따름이다.

요즘 윤 씨가 약 먹는 시간을 자꾸 깜박하는 것은 정신이 다른 곳에 팔려 있기 때문이다.

전에는 이런 일이 한 번도 없었다. TV를 보건 무엇을 하건 윤 씨는 집중을 하지 못한다. 온갖 걱정으로 사방을 두리번거린다. 딸의 교복을 빨 때가 되지는 않았는지, 앞으로 어떻게 살아야 할지, 공과금은 밀리지 않았는지 등등.

잠도 결코 깊이 드는 법이 없었다. 자리에 누우면 가슴 속에 쌓여 있던 잡다한 생각들이 머릿속을 맴돌았다. 딸은 윤 씨더러 히루 종일 잠만 잔다고 말하지만, 윤 씨는 하루 종일 잠 한 숨 자지 못한다.

그런데 요즘은 그런 근심거리들을 깜빡 잊고, TV 연속극이나 연예인들 이야기에 푹 빠져들었다.

집안이 깨끗해진 것도 이상한 일이다. 치울 사람은 자신밖에 없는데, 그렇게 치우는 동안에도 몸이 힘들다고 불평을 하지 않았다는 뜻이다. 설거지 한 번 하려면 힘들어서 여러 번 나누어서 했었지만 요즘은 단번에 해치우고, 주변 정리까지 했다.

며칠 뒤, 병원 가는 날짜가 되어 가보니 의사는 차트를 보면서 이렇게 말했다.

"많이 좋아지셨네요. 약을 조금씩 줄이도록 하겠습니다."

윤 씨는 그날도 약을 한 꾸러미 받아 돌아왔다. 하지만 마음만은 이전과 달리 가뿐했다. 전보다 약을 줄여가고 있으니 언젠가는 완전히 끊게 되리라는 희망이 있었기 때문이다.

집에 돌아온 윤 씨는 앉은뱅이 밥상도 치우고, 바닥의 휴대용 가스렌지도 다용도실 구석 자리로 돌려보냈다. 몸이 훨씬 좋아진 만큼 더 이상 바닥에 앉아 기어다닐 필요가 없었다.

딸아이가 원망스럽기도 했다. 핼쑥하다니, 왜 이제야 그 말을 해준단 말인가.

윤 씨는 자꾸만 거울로 달려가 자신의 얼굴을 보고 또 보았다. 매일 마주하는 딸이 윤 씨의 변화를 눈치챌 정도면 그건 정말이지 큰 변화가 아닐 수 없다. 그리고 윤 씨는 무엇이 자신을 변하게 했는지도 잘 알고 있다.

그동안은 병원에 다녀올 때마다 초주검이 되었던 윤 씨였지만 그날은 인터넷으로 절 방석을 주문한 다음 다시 외출을 했다. 미용실을 다녀와 딸아이를 더 놀라게 해줄 생각을 하니 입가에 미소가 떠나질 않았다.

윤 씨의 경우, 어쩌면 마음의 병이 더 컸을지도 모른다. 급작스레 남편을 보내버린 충격과 슬픔, 혼자서 딸을 키워야 한다는 두려움, 그런데도 몸이 아프다는 좌절감, 망가진 몸에 대한 여성으로서의 절망감, 이런 것들이 극심한 스트레스로 작용했을 것이다.

스트레스 호르몬은 자꾸만 식욕을 일으킨다. 안 그래도 당뇨 증세가 있는 윤 씨에게는 사태를 점점 더 악화시키는 중요한 요인이 될 수밖에 없다. 또, 앉아서만 생활하던 습관이 건강을 더 악화시킨 것으로 보인다. 그것 때문에 또 좌절하고, 그것이 다시 스트레스로 작용해, 악순환은 꼬리에 꼬리를 물면서 덩치를 키웠다.

108배를 하는 동안 윤 씨의 가슴에 뭉쳐 있던 울화가 풀어진 것 같다. 머리와 가슴의 화기를 내려주는 것은 다른 어떤 운동도 흉내낼 수 없는 절운동만의 최대 장점이라 하겠다. 그것이 윤 씨를 괴롭히던 악순환의 고리를 끊은 것이다.

　윤 씨의 딸이 원하는 대학에 합격하기를 빌어본다. 혹 그러지 못한다 하더라도 윤 씨는 절망에 빠지지 않을 것이다. 후년을 기약할 수 있는 마음의 여유가 생겼기 때문이다.

03 108배 전도사,
청견 스님

양평의 법왕정사에 있는 스님 청견은 일반인들에게 절을 전도하는 것을 평생의 업으로 여기는 듯하다. 스님은 법왕정사에 찾아오는 사람마다 절을 가르치는 것은 물론이고, 여러 행사며 강의를 통해 절의 효용성을 알리는 일에 온 정성을 다하고 있다. 스님이 법왕정사에서 직접 수련시킨 사람만도 2만 명이 넘는다고 한다.

청견 스님이 이처럼 절 전도사를 자처하고 나선 것은 그 자신이 직접 겪은 경험 때문이다.

스님은 온몸을 심하게 다치는 큰 사고를 당한 적이 있다. 특히 고관절이 빠져서 3년간 몸도 가누지 못한 채 누워서만 지내야 했다.

출가한 이후 10년 이상을 수행해온 스님이었지만 꼼짝도 못하고 누워만 있자니 몹시 힘들었다. 하지만 죽으려야 죽을 힘조차 없는 상황이었다. 극심한 고통과 싸우는 것도 이젠 지치고 말았다.

스님은 물리치료도 받지 못했다. 선천적으로 워낙 간지럼을 심하게 타는 체질이어서 물리치료사가 손도 댈 수 없었다고 한다. 몸의 고통보다도 간지럼이 더 무서울 정도였다.

절로 돌아와서 스님의 은사에게 하소연을 하였더니, 돌아온 대답은 '염불이나 하시게'였다. 몸을 꼼짝할 수 없으니 사실 그 외에는 다른 무엇도 할 수 없는 형편이었다. 죽을 수도 없어서 청견 스님은 누워서 부처님 연호만 열심히 외웠다고 한다.

그러다가 어느 순간, 스님은 육신의 고통에서 해방되는 기쁨을 얻었다. 오랜 수련인답게 몸의 고통과 번뇌와 망상을 초월하는 삼매에 빠질 수 있었나 보다.

절을 시작한 것은 그때부터였다. 육신의 고통을 벗어나게 해준 부처님에게 육신을 움직여서 절 공양을 드려야겠다는 생각을 한 것이다. 입으로만 감사할 것이 아니라 은혜를 입은 육신이 직접 감사를 드려야 한다는 뜻에서였다.

두 사람의 부축을 받으며 스님은 간신히 법당으로 향했다. 있는 힘을 다했지만 절은 겨우 세 번밖에 하지 못했다.

스님은 그날부터 이를 악물고 버텼다. 절을 하다가 죽더라도 오롯이 혼자 힘으로 절 공양을 드려야겠다고 생각했다. 그러나 며칠을 연습해도 막상 혼자 세워놓으면 풀썩 쓰러지듯이 바닥으로 내동댕이쳐지고 말았다.

하지만 고통으로부터 해방되는 은혜를 입었으니 마땅히 감사의 절을 올려야 한다는 일념을 꺾을 수는 없었다. 마침내 스님은 해냈다.

지성이면 감천이라고, 백일이 지나자 혼자서도 어설프게나마 108배를 올릴 수 있었다. 주변 스님들이 그 모습을 보고 모두 기적이라고 했다.

청견 스님은 그날부터 앞으로 절 수행을 하리라 마음먹었다. 그리고 실천했다. 매일 눈을 뜨면서부터 잠자리에 누울 때까지 스님이 하는 일은 오직 절이었다.

사고가 있기 전까지 청견 스님은 10년 동안 참선만 해왔다고 한다. 대학을 졸업하고 출가한 뒤 참선을 통해 부처님을 만나려고 매진했던 것이다. 그러다가 사고가 난 뒤에는 어쩔 수 없이 염불로만 3년을 보내야 했다. 스님은 이것을 다 부처님 뜻이라 생각하고, 이번에는 몸이 은혜를 입었으니 몸으로 하는 절 수행을 3년간 하겠다고 마음먹었다.

절로 수행한 지 3년 후, 스님은 건강을 완전히 되찾았다. 어디를 눌러봐도 무려 3년 동안이나 자리를 보전한 사람의 흔적은 찾을 수가 없었다. 뼈는 모두 제자리를 찾았고, 뱃속의 장기도 정상인 이상으로 튼튼해졌다.

절을 하는 3년간 복식호흡만 했던 덕분에 몸의 기 흐름은 어느 곳 하나 막힘이 없게 되었다. 육신과 정신이 조화를 이루어 스님에게 자유를 안겨 주었다.

청견 스님은 절의 효과에 대해 스스로도 믿을 수 없을 정도로 놀랐다. 물론 스님은 불자답게 이 모든 것을 부처님의 은혜로 생각한다. 그러나 구체적으로는 절 수행이 가져다주는 효과라는 것을 의심하지 않는다. 그 누구라도 절을 하면 건강을 되찾을 수 있다는 확신이 들었다.

청견 스님은 절에 대해 연구를 거듭할수록 점점 깊이 빠져들었다. 그리고 자신이 직접 경험하고 연구해온 결과를 가능하면 많은 사람에게 알려서 그들도 혜택을 받게 하고 싶었다. 연구한 것을 글로 써서 책으로 내고, 자신이 수행하던 양평의 토굴에 법왕정사를 지어서 본격적으로 절 전파에 나섰다.

법왕정사에서는 매일 여섯 시간의 절 수행 프로그램을 진행하고 있다. 직장인을 위해 토요일 프로그램도 만들고, 아이들을 위해서는 방학을 이용한 체험 캠프도 마련했다.

모든 프로그램에서 스님은 절을 하는 방법을 가르쳐주고, 또 직접 시행해 보이기도 한다. 언론을 통해 알려지면서 점차 강의 요청도 많아졌는데, 바쁜 와중에도 스님은 1만배 백일기도를 여러 차례 실행하고 있다. 그야말로 하루하루를 절과 함께 살고 있는 것이다. 그런데도 피곤을 느끼기는커녕, 피곤이 풀리고 심신이 더 평온해진다 한다. 절을 하면 할수록 몸과 마음이 더욱더 자유롭게 된다는 것이다.

청견 스님은 절을 바르게 배울 것을 강조한다. 잘못된 절 습관으로 뜻하지 않게 몸을 상하는 경우도 여러 번 보았다. 또, 호흡을 잘 익혀야 그만큼 효과가 커진다는 것을 누누이 강조한다.

많은 사람들이 절을 통해 아픈 사람 없이 건강하게 살면 그것이 바로 '불국정토佛國淨土'라고 스님은 말한다.

04 고시생이 절만 하는 이유

　불교계 신문에 눈물병 때문에 고생했다가 절을 하면서 고쳤다는 재수생 이야기가 실린 적이 있다. 지금부터 소개하고자 하는 이야기도 이와 비슷한 경우이다.

　공부보다는 놀기를 더 좋아했던 한 남학생은 결국 대학에 가지 못하고 재수생이 되었다.

　그가 들어간 재수학원은 스파르타식 학원이었다. 학원에서 숙식을 시키면서 하루 종일 공부만 죽어라 시키는 곳이었다. 잠도 거의 안 재우고, 외출이라고는 한 달에 고작 두 번밖에 허락되지 않았다.

　매일같이 공기도 안 좋은 건물에 갇혀 지내다 보니 몸에 이상이 생기기 시작했다. 아침에 일어나면 얼굴이 붓고 눈이 충혈되는 증세가 보이더니, 점점 악화되어 눈썹이 빠지고 눈에서 진물이 흘렀다. 이런 상태로는 공부에 열중할 수가 없었다. 병원에서는 뚜렷한 병명도 없이 스트레스성 질환이라는 이야기만 했다.

집에서 좀 쉬어가며 하면 괜찮아지겠지라는 생각에 학원을 나왔다. 하지만 증세는 마찬가지였다. 전혀 나을 기미가 보이지 않았다. 한의원을 찾아가서 얼굴에 침도 맞아보았으나 별 효과가 없었다.

부모님을 졸라서 절에 가게 해달라고 했다. 공기 좋고 물 좋은 산 속에서 지내면 괜찮아질 것이라는 막연한 환상에서였다. 사실 내심 지금의 힘든 상황에서 도피하고 싶은 마음이 더 컸을 것이다.

그러나 절 생활은 애초에 기대하던 것과는 전혀 달랐다. 한가롭고 여유롭기는커녕 하루 종일 그 좋은 경치 한번 편안하게 즐기기도 힘들 지경이었다.

새벽 두 시면 어김없이 일어나 새벽 예불에 참석해야 했다. 거기에 매일 1천배를 올리라는 스님의 명령을 따라야 했으니, 잘못 왔다 싶었을 것이다. 하지만 절에서 지내는 한 어쩔 도리가 없었다.

비록 등 떠밀려 하는 절이었지만 매일 1천배를 올리는 동안 학생에게는 점점 변화가 찾아왔다. 처음에는 하기 싫어서 요령을 부리다가 스님에게 걸려 도리어 절 횟수가 3천배로 늘어나는 사태에 이르고 말았지만 몸을 낮추고 마음을 낮추는 절을 거듭하는 동안 몸과 마음이 서서히 안정을 찾기 시작했다.

학생은 병을 고친 것도 감사한 일이지만 어느 순간부터 스스로의 삶을 반성하게 된 것이 더 큰 소득이었다고 말한다. 지나온 삶이 온통 이기심과 자만으로 가득했다는 것을 깨닫고 엉엉 울게 되었는데, 주체할 수 없이 많은 눈물을 흘린 뒤부터 몸도 마음도 함께 가벼워지기 시작하더라는 것이다.

처음 절에 올 때의 이유를 생각할 겨를도 없이 절을 하고, 나무를 하고, 바쁘게 움직이면서 어리석게 행동한 지난날을 참회하는 동안 병은 벌써 다 나아 있었다고 한다.

지금은 변호사로 일하고 있는 한 사람도 고시생 시절, 이 학생과 같은 증세를 겪었다.

그는 결혼을 일찍 했다. 학창시절 사귀던 여학생과 졸업을 하자마자 곧바로 결혼을 해서 보금자리를 꾸렸다. 아이도 금방 생겼다. 기쁜 일이었지만 가정에는 문제가 많았다. 아내가 더 이상 직장에 다니지 못하게 되었기 때문이다.

그때까지 그는 고시를 통과하지 못하고 있었다. 아내가 직장 생활을 하면서 생활비를 대고 있었는데, 아이 때문에 더 이상 일을 하지 못하게 되었으니 당장에 분유 값 대는 일도 버거 웠다.

둘 중 하나였다. 자신이 고시를 포기하든가, 아니면 아내가 다시 일자리를 찾아 나가든가.

아내는 자기가 일을 하겠다면서 남편더러 고시원에 계속 있 으라고 했다. 아침이면 친정에 가서 아이를 맡긴 뒤에 출근하 고, 저녁이면 아이를 찾아서 집으로 돌아오는 힘든 일을 아내는 묵묵히 견뎌냈다.

그의 병은 그 무렵에 시작되었다고 한다. 앞에서 소개한 재수 생과 같은 증세였다. 수시로 눈이 충혈되고 진물이 흘러서 책 을 더 이상 볼 수가 없었다. 병원에 가도 뚜렷한 병명을 들을 수가 없었다.

더 이상 공부를 할 수 없는 지경에까지 이르렀지만 아내의 고 생을 생각하면 그럴 수도 없는 노릇이었다. 이제 와서 공부를 포기하면 자신의 공부가 허사가 되는 것은 둘째치고, 지금까지 밀어준 아내의 고생마저 물거품이 되고 말 것이다.

어느 날, 아내가 절에 가서 공부하는 것이 어떠냐고 권했다. 그는 고개를 저었다. 특별히 믿는 종교는 없었지만 어머니가 교회를 다니시기에 왠지 내키지가 않았다.

하지만 더 이상 고시원에서 버틸 수가 없었던 그는 책 보따리를 챙겨서 절로 들어갔다. 고시생이 많이 가는 절을 피해서 이름 없는 조용한 곳을 선택했다.

앞서 소개한 재수생과 마찬가지로, 그도 내심 한편으로는 현실을 도피하고자 하는 욕구가 강했다. 공부 걱정, 가정 걱정에 마음이 너무 무겁다 보니 고시원을 떠나고 싶은 욕망을 떨칠 수가 없었다. 책도 싫고, 가정도 싫었다.

절에서 방 하나 빌려 기거하면서, 처음에는 아무것도 하지 않으며 휴식을 취했다. 산세를 내려다보며 넋 나간 듯 앉아 있기도 하고, 새벽부터 밤까지 바쁜 일정을 보내는 스님들의 절 생활을 물끄러미 바라보기도 하면서 시간을 보냈다.

가만히 보니 밖에서 생각할 때는 스님들이 한가로운 생활을 할 것 같은데, 절 생활이 그리 녹록지 않아 보였다.

어느 날, 한 스님이 절을 1천 번이나 하는 것을 보고는 끝내고 나올 때를 기다려서 왜 그렇게 절을 많이 하느냐고 물어보았다. 스님은 절이 부처님께 올리는 공양이면서 수행의 한 방법이라고 대답했다. 그리고 부처님은 신으로만 볼 것이 아니라 자신 안에 있는 진정한 자아이며, 따라서 절은 자기 스스로에게 올리는 것이기도 하다는 것이었다. 진정한 자아를 찾아가기 위한 노력이라는 말이다.

그 말에 그는 불교 신자가 아닌 자신도 절을 해도 되느냐고 물었고, 스님은 얼마든지 할 수 있다며 방법을 일러주었다.

처음에는 108배로 시작해, 며칠 뒤에는 1천배로 올렸고, 그것도 부족한 것 같아 매일 3천배를 올리기에 이르렀다.

스님의 말은 맞았다. 절은 자기 자신을 향해 하는 것이었다. 처음에는 아무 생각 없이 그냥 흉내만 냈지만 절을 하면 할수록 숨겨져 있던 자기 자신의 실체와 만날 수 있었다.

몸을 최대한 낮추고 마음을 낮추어 한 번씩 엎드릴 때마다, 그는 그동안 스스로를 너무 몰랐었다는 사실을 절실히 깨닫게 되었다. 너무도 교만하고 가식적인 삶을 살고 있다는 생각에 몸서리가 쳐질 정도였다.

눈물이 펑펑 쏟아져서 주체할 수가 없었다. 그동안 게으르고 교만한 자신이 저지른 수많은 죄 때문에 부처님의 얼굴, 스님의 말로는 '진정한 자신의 얼굴' 앞에서 고개를 들 수가 없을 지경이었다. 무엇보다 아기를 가졌다는 아내에게 낙태를 권했던 것이 가장 가슴아팠다. 단지 지금은 준비가 되지 않았다는 핑계를 끌어다대면서 말이다.

울고 절하고, 또 울기를 반복하면서 한 달을 보냈다. 그리고 그는 스님에게 책보따리를 맡기면서 꼭 다시 오겠다고 약속하며 산을 내려갔다. 정신없이 울다 보니 눈병은 어느새 다 나아 있었지만 이제는 공부가 급한 것이 아니라는 것을 깨닫게 되었다.

그는 산을 내려오자마자 아내와 아이에게 넙죽 절을 하고는 친구를 만나러 갔다. 시작한 사업이 잘되니 동업을 하자고 조르던 친구였다.

그로부터 2년 반이 흐른 뒤, 그는 다시 스님을 찾아갔다.

이번에는 전과 달랐다. 현실 도피를 위해 찾아온 것이 아니라 친구에게 단 6개월의 시간을 얻어서 온 것이다. 물론 가정에는 충분한 돈을 마련해주고 왔다. 그동안에도, 그리고 절에 다시 들어간 뒤로도 하루 1천배의 절은 계속 했다.

6개월 동안 고시공부를 하러 왔다면서 매일 1천배를 하는 것을 보고, 사람들은 공부는 언제 하려고 절만 하느냐며 걱정하곤 했다. 그러나 그는 매일같이 절을 하면서 마음을 평온하게 하면 머리가 맑아져서 집중력도 배가된다는 것을 잘 알고 있었다.

그리고 마침내, 법대를 졸업하고 6년간 낙방하던 사법고시를 그 6개월간의 공부로 끝냈다. 사업 파트너인 친구의 배려로 사업연수원까지 다 마쳤다. 지금, 그는 친구와 동업하는 사업도 하면서 변호사로도 활동하고 있다. 물론 하루도 거르지 않고 108배를 올리면서.

한의사인 필자가 볼 때, 두 사람의 눈병은 머리로 화기가 올라가서 생긴 것으로 짐작된다. 하루 종일 책을 들여다보는 동안 머리에 생긴 열을 식혀주지 않았으니 몸이 견디기 어려웠을 것이다. 절을 하는 동안 수승화강이 되어 화기를 반복해서 내려주자 자연스럽게 병이 치유되었던 것이다.

그리고 공부에 대한 스트레스로 가슴 속의 맺힌 것들이 더 병세를 키웠을 것이다. 주위의 기대와 압박감, 스스로에 대한 자기 만족을 충족시키지 못해 그것이 스트레스가 되어 몸을 괴롭힌 것이다. 그런데 절을 하면서 그 울화가 풀어졌을 것이다.

절은 우리의 신체를 수렴하기도 하지만 정신적으로도 이처럼 많은 혜택을 준다. 인간 스스로 자신의 모습을 돌아보게 함으로써 스스로 치유할 수 있는 능력을 찾아주는 것이다.

이 모든 병세를 약으로도 치료할 수 있었겠지만 이렇듯 자연스러운 방법으로 신체의 균형을 되찾을 수 있다면 그보다 더 좋은 치료도 없을 것이다.

108배가 가져온
소중한 선물

서울 불암산 근처에 살고 있는 주부 김 씨는 같은 아파트에 살고 있는 부인을 따라서 절에 갔다가 108배를 시작했다.

이웃집 부인은 얼마 전에 교통사고를 당했는데, 치료는 잘 끝났지만 후유증 때문인지 어지럼증이 심해서 운영하던 학원을 다른 사람에게 맡기고 집에서 휴식을 취하던 중이었다. 김 씨도 아이를 갖기 위해 직장을 그만둔 상태였다.

그동안 아무리 애를 쓰고 좋다는 것은 다 해보았지만 좋은 소식은 없었다. 나이가 36세를 넘어서자 더 이상은 안 되겠다는 생각에 시험관 아기 시술을 결심하고, 퇴사 후 병원을 다니고 있던 중이었다. 그런데 시험관 아기 시술마저 쉽지 않아 두 번이나 실패하고는 기력이 다 빠진 상태였다.

매일 복분자즙과 홍삼액을 마시고, 술 담배는 입에도 대지 않았다. 신랑과도 서로 존대하며 정신적으로도 안정을 찾으려고 노력했지만 좀처럼 기쁜 소식은 없었다.

부녀회장이었던 이웃집 부인이 그 사실을 알고는 함께 절에 다닐 것을 권유해왔다. 자기는 어지럼증 때문에 운전을 할 수 없으니 운전을 좀 해달라는 부탁이기도 했다. 김 씨는 아기를 가질 때까지 운전을 안 하겠다고 결심한 상태였지만 거리가 가깝고 한적한 길이라 큰 무리는 안 될 것 같아 그러겠노라고 약속했다. 직장을 그만두고 갑자기 집에만 있으려니 좀이 쑤시기도 했고, 조용한 절에 다니면 건강에도 좋을 것 같다는 생각이 들었다.

부인이 절을 하는 동안 김 씨는 절 근처를 산책하며 시간을 보내곤 했다.

그러던 어느 날, 부인이 스님에게 들었다며 절을 하면 자궁이 따뜻해진다는 말을 했다. 옛날 여인들이 그래서 절에 와서 치성을 드린 후에 임신이 되곤 했다고도 했다. 김 씨는 귀가 솔깃했다.

김 씨는 아이를 갖고 싶은 마음이 간절했다. 남편은 자식이 많은 집안이어서 아이에 대한 욕심이 크지는 않았다. 문제는 김 씨였다. 그녀는 아기를 안고 가는 여자들만 보면 부러운 마음에 어떤 때는 눈물까지 났다.

김 씨는 어릴 때 성당을 다닌 적이 있어 며칠 망설이기도 했지만 결국 부인과 함께 절을 하기 시작했다. 부인은 어지럼증 때문에 오래 절을 하지 못했고, 김 씨 역시 너무 무리할 생각은 없어서 108배만 하고는 산을 내려오곤 했다.

그런데 그 정도만으로도 처음 며칠은 몹시 힘이 들었다. 땀이 비 오듯이 흐르고, 산을 내려올 때는 다리가 후들거렸다. 등을 중심으로 한 허리 쪽에 붙어 있는 살이란 살은 죄다 비명을 지르며 잡아 뜯듯이 꼬집어대는 느낌이었다.

그녀는 내가 이렇게 허약했었나 싶을 정도였다고 한다. 하지만 평소 잘 안 쓰던 근육들을 썼으니 어쩌면 당연한 일이었다.

몸은 무척 힘들었지만 가슴이 시원해지는 것을 느낄 수 있었다. 좀 무리가 아닐까 하는 의구심은 있었지만 그 상쾌함 때문에 며칠을 더 계속했다. 그런데 함께 다니던 부인이 어지러워서 더 이상 못 다니겠다고 했다. 절에 다니기 시작한 지 열흘도 안 되었고, 김 씨가 절을 시작한 지는 1주일도 안 된 때였다.

아쉬웠지만 김 씨도 그만둘 수밖에 없었다. 차편도 없고 걸어다니기도 힘든 거리였던 데다, 그다지 절박하지도 않았던 것이다.

그런데 그로부터 1주일 정도가 지나자 웬일인지 김 씨는 절에 가고 싶은 마음이 간절해졌다. 무엇이 그리도 김 씨의 마음을 끌어당긴 것인지 지금 생각해도 모를 일이었다. 어쩌면 태어날 아기가 엄마를 이끌었을지도 모르겠다.

아무튼 택시를 잡아타고 다시금 절을 찾아갔다. 땀을 흘릴 것을 대비해 갈아입을 옷도 챙겼다. 흠뻑 땀을 흘린 후 새 옷으로 갈아입으니 기분이 그리도 상쾌할 수가 없었다. 몸이 그 느낌을 기억하고는 다시 김 씨를 재촉한 건지도 몰랐다.

궁하면 통한다고 하더니, 집으로 돌아오는 길에는 그녀의 아파트를 도는 유치원 버스를 얻어 탈 수 있었다.

두 달쯤 그렇게 108배를 계속하자 김 씨는 자신의 몸이 건강해지고 있음을 느낄 수 있었다. 아니, 평소에는 건강하다고 생각했지만 실은 이토록 안 좋았다는 것을 깨닫게 되었다는 것이 더 맞는 표현인지도 모른다.

무엇보다 절까지 걸어가는 동안 몇 번이나 쉬던 것이 이제는 한 번도 안 쉬고 걸을 수 있게 될 만큼 하체에 힘이 생겼다. 산길을 올라도 숨이 차지 않는 것도 큰 발전이다.

두 번째는 변비가 없어진 것이다. 설사약을 먹어야 할 만큼 심하지는 않았지만 나름 화장실에서 맥 놓고 앉아서 소식만 기다리는 시간이 많았는데, 이제는 그럴 필요가 없었다. 몸을 구부렸다 펴는 동작이 장운동을 시켜주었기 때문이다.

손톱 색깔이 확연하게 바뀌었다. 손과 발에 피가 잘 돌아서 차갑지도 않고, 저린 일도 거의 없어졌다. 피부의 혈색도 좋아졌고, 몸도 가뿐해졌다.

제일 감사한 것은 가슴이 시원해졌다는 것이다. 이전에는 몰랐는데, 그동안은 가슴이 무언가 눌려 있는 것 같았다. 막상 시원하게 풀리고 보니, 자신이 오랜 세월 그렇게 답답함에 갇혀 살았다는 것을 깨닫게 된 것이다.

그 때문에 잠도 푹 자게 되었다. 아침이면 겨우 일어나던 것이, 이제는 가뿐한 기분으로 일어날 수 있었다.

체중도 조금 줄었다. 아기를 갖기 위해 좋은 음식, 입에 당기는 음식을 먹느라 이미 몸매는 포기하고 있었다. 그런데 아기도 못 가지면서 살만 자꾸 올라 걱정이 이만저만이 아니었다.

그런데 지금은 그렇게 잘 먹는데도 살은 오히려 4kg이나 빠졌다. 그것도 보기 좋게 빠져서 예전보다 옷 맵시도 살아나는 느낌이었다.

한 달이 더 지나자 김 씨는 왠지 자신감이 생겼다. 두 번의 시험관 아기 시술을 실패한 후 한동안 쉬고 있던 병원을 다시 찾았다. 걱정 반 기대 반인 심경이었다고 한다. 몸이 좋아진 것이 나름대로 기대를 하게 만들었고, 정말 자궁이 따뜻해졌을까 하는 것도 궁금했다. 절운동을 좀더 한 뒤에 오면 좋았을걸 하는 아쉬운 마음도 들었다.

시험관 아기 시술은 여러 가지 절차를 거쳐야 한다. 그 단계마다 살얼음판을 걷는 것처럼 조마조마하고, 금기사항이나 지켜야 할 사항들도 많았다.

김 씨는 그러나 이번에는 그전만큼 불안하지는 않았다. 몸 상태가 이전보다는 많이 좋아졌다고 자신했기 때문이다. 혹 실패하더라도 절운동을 통해 체질을 더 개선하면 된다는 희망이 있었다.

김 씨의 확신은 빗나가지 않았다. 수정도 잘되었고 이식도 성공적이었다. 아기집도 잘 크고, 아기도 무럭무럭 하루가 다르게 쑥쑥 사라고 있디.

지금은 배가 남산만 하게 부른 김 씨. 벌써 아기용품은 다 마련해두었지만 그래도 혹시 빠진 것은 없는지 아직도 아기용품 가게를 둘러보러 다니는 것이 큰 즐거움이라고 한다.

아이를 갖고자 하는 간절한 소망이 지금의 그녀를 낳았다고 해도 과언이 아닐 것이다. 하지만 108배 절운동이야말로 그녀의 소원을 이루어준 주요 매개체가 아니었을까.

기적의
108배 건강법

지은이 조현주

펴낸날 2008년 3월 13일 · 1판 1쇄
        2014년 3월 7일 · 1판 8쇄

펴낸곳 도서출판 사람과책
펴낸이 이보환
기획편집 오승준 이장휘 | 마케팅 신현정 이봉림 이원섭

등록 1994년 4월 20일 (제16-878호)

주소 서울시 강남구 역삼1동 605-10 세계빌딩 5층 | 전화 02-556-1612~4 | 팩스 02-556-6842
전자우편 man4book@gmail.com | 홈페이지 http://www.mannbook.com

ⓒ 도서출판 사람과책 2008
Printed in Korea

ISBN 978-89-8117-107-0 03510

* 잘못된 책은 바꾸어 드립니다.
* 책값은 뒤표지에 있습니다.

「이 도서의 국립중앙도서관 출판시도서목록(CIP)은 e-CIP 홈페이지(http://nl.go.kr/cip.php)에서
이용하실 수 있습니다.(CIP제어번호 : CIP2008000825)」